认知 CHEERS

与最聪明的人共同进化

HERE COMES EVERYBODY

U0340475

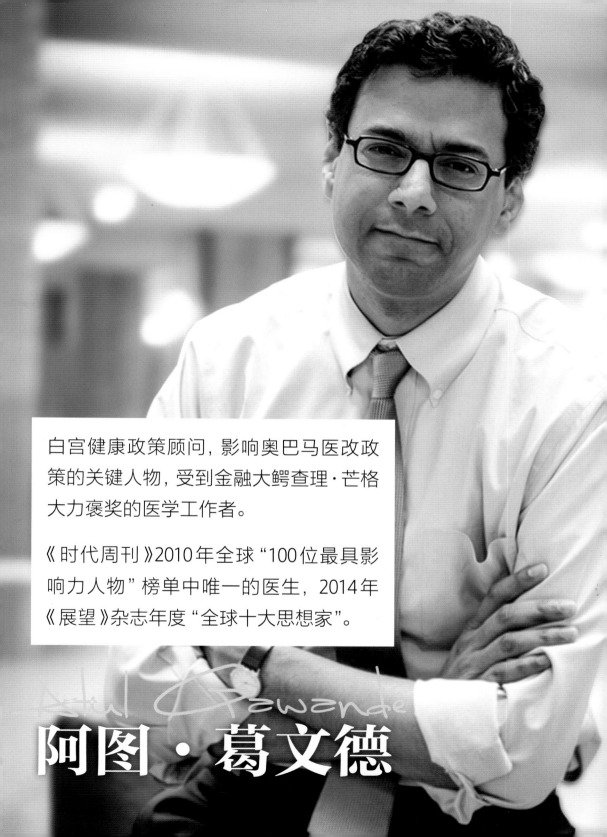

白宫健康政策顾问，影响奥巴马医改政策的关键人物，受到金融大鳄查理·芒格大力褒奖的医学工作者。

《时代周刊》2010年全球"100位最具影响力人物"榜单中唯一的医生，2014年《展望》杂志年度"全球十大思想家"。

阿图·葛文德

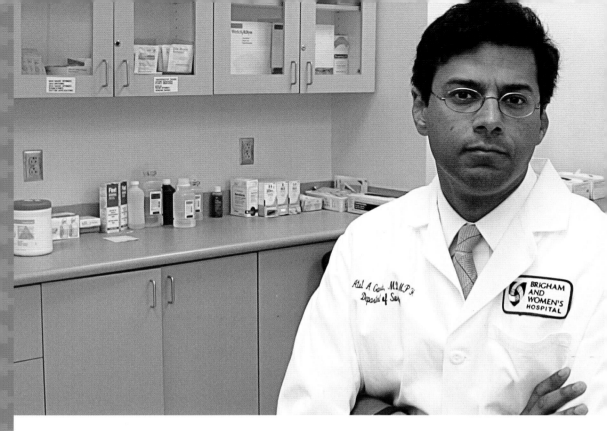

# 白宫健康政策顾问

　　阿图·葛文德出生在纽约布鲁克林区一个医学世家。作为印度新移民的后代，他成长于西方教育环境中，先后就读于斯坦福大学、牛津大学和哈佛医学院。在牛津大学攻读著名的 PPE（哲学、政治和经济学）专业的经历，对他的医学人文思想和关于社会支持方面的看法产生了巨大影响。就读哈佛医学院期间，恰逢克林顿竞选美国总统，他成为卫生保健部门中的一员。克林顿就职美国总统之后，他成为克林顿卫生与人类服务部的高级顾问，指导由 3 个委员会组成的 75 人医疗小组，那年他只有 27 岁。

# 影响世界的医生

　　完成学业后，阿图·葛文德成为外科医生，但是他不只将自己的工作局限在手术台前。为了解决医疗行业中的一些"顽疾"，他亲自参与并主导了全球手术清单的研发和实施，呼吁医护人员使用最简单、却被证明很有效的清单来改变工作方式。这个项目大大降低了手术中因感染造成的患者死亡率。这份清单在全球 8 个城市（其中既有印度德里，也有加拿大多伦多）的医院中得到执行、推广后，使患者死亡率降低了 47%——比任何一种药物都管用。

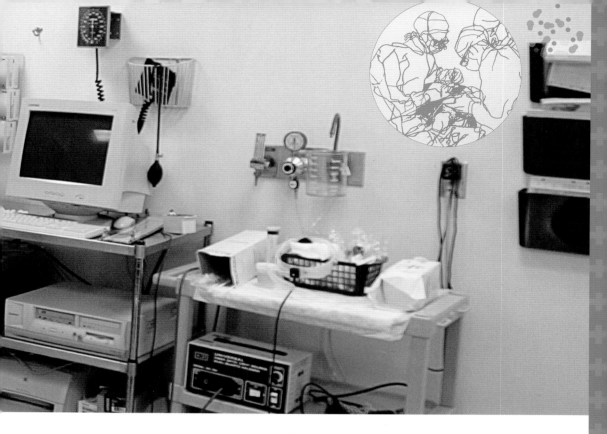

## 奥巴马医改的关键之笔

阿图·葛文德积极主动地普及医学知识，对医疗体制进行思考与变革，他创造性的工作让他在 2006 年获得美国麦克阿瑟天才奖，2009 年荣获哈斯丁斯中心大奖，2004 年被《新闻周刊》评为"20 位最具影响力的南亚人物"之一，2010 年入选《时代周刊》"100 位最具影响力人物"（是此份名单上唯一的医生）。

他从 1998 年开始为《纽约客》撰写大量医疗观察类文章，提出的见解极为深刻。2009 年 6 月，他在《纽约客》上发表了一篇文章《医疗成本难题》（ *The Cost Conundrum* ），探讨医疗费用问题。文中指出，美国的医疗服务质量及成本存在巨大的区域差距，而卫生保健支出普遍居高不下的主要原因是医生通过过度医疗提高收入。这篇文章成了医改的催化剂。奥巴马推荐白宫官员阅读这篇文章，文中的一些观点已经成为国会立法者们经常引用的论据。

扫码直达
阿图 TED 大会演讲视频

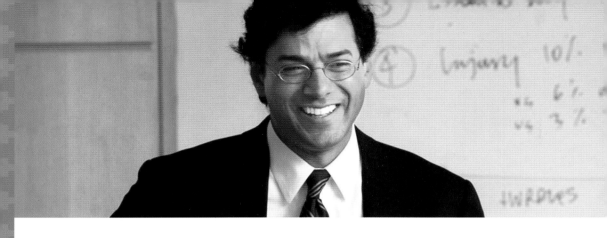

## 来自金融大鳄的支票

　　阿图·葛文德在《纽约客》上的文章不仅触动了奥巴马，同时也得到了金融大鳄查理·芒格的赞赏。看完这篇文章后，查理·芒格立即给他寄了一张两万美元的支票。

　　巴菲特在知名财经频道 CNBC 的 *Squawk Box* 节目上回忆起这件事："……那绝对是一篇伟大的文章，我的搭档查理·芒格坐下来，立即写了一张两万美元的支票。他从来没有见过阿图·葛文德，他们也从未有过任何信件往来，他只是将支票寄给了《纽约客》。他说：'这篇文章对社会非常有用，我要把这份礼物送给阿图·葛文德医生。'"而阿图·葛文德确实也收到了这张支票，但他没有将其存入个人账户，而是捐给了其所在的布里格姆妇女医院的外科和公共卫生部。

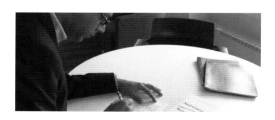

## 医生中最会写作的人

　　除了医术精湛、积极参与公共事务，阿图·葛文德在写作方面的成就更是卓越，他的专栏文章在美国公众中反响巨大，同时也斩获了众多文学奖项。他先后获得 2003 年美国最佳短篇奖、2002 年及 2009 年美国最佳科学短篇奖、2011 年美国最佳科学和自然写作奖等多个写作大奖。他撰写过的 4 本书，其中 3 本是《纽约时报》畅销书，曾入选亚马逊年度十大好书。《最好的告别》更是在 2014 年荣获众多媒体大奖。

　　在美国，医学院里那些有志于当作家的医学生会被称为"阿图·葛文德"。

**湛庐 CHEERS** 特别制作

# BETTER

A Surgeon's Notes on Performance

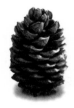

# 医生的精进

## 从仁心仁术到追求卓越

[美] 阿图·葛文德（Atul Gawande）◎著

王一方◎主编 李璐◎译

浙江科学技术出版社

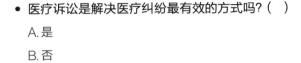
# 那些不为人知的医学常识，你了解吗？

扫码激活这本书
获取你的专属福利

扫码获取全部测试题及答案，
一起了解优秀的医生如何
思考和工作

- 医疗诉讼是解决医疗纠纷最有效的方式吗？（　）

  A. 是

  B. 否

- 目前，全球消灭脊髓灰质炎已经取得了巨大成就，不用再打疫苗了。这是对的吗？（　）

  A. 对

  B. 错

- 剖宫产手术如今非常普遍，下面哪项对它的描述是对的？（　）

  A. 剖宫产技术日新月异，现在已经是 0 风险

  B. 计划剖宫产和紧急剖宫产的风险一样大

  C. 剖宫产之后再顺产时，子宫刀口撕裂的可能性是 1/200

  D. 剖宫产生出的孩子更聪明

扫描左侧二维码查看本书更多测试题

Better

A
Surgeon's
Notes
on
Performance

**总序**

# 了不起的葛文德

## 生命之思与医学之悟

王一方

北京大学医学部 教授

如今的阅读多少带些偶像情结，让大家读读葛文德得先给个理由。他是何方神圣？首先，他服务的机构在国人眼里颇为荣耀——美国波士顿的哈佛大学医学院，职位是外科教授。大伙儿印象中的外科医生大多比较明快、潇洒，他也不例外。更厉害的是，这位老兄还是世界卫生组织全球病患安全挑战项目负责人，克林顿、奥巴马两届美国民主党政府的医改顾问。这说明什么呢？能耐与境界，够水准。不过，读书不是读身份，要读文章气象，还要读文字品位，是否优美、雅致？这一点也不含糊，这位外科医生不仅手术做得漂亮，文字也够典雅，他是一位畅销书作家，风韵杂志《纽约客》上有他的专栏。

打开葛文德的档案袋，你会发现，这位天才并非纯正的美国人，而是印度移民的后裔，从照片上看就是一个印度文艺青年的范儿。他的父母都是医生，符合美国人"医不三世，不服其药"（讲究医学世家）的传统。他1987 年毕业于美国西海岸的斯坦福大学，两年后从伦敦郊外的牛津大学贝利奥尔学院拿到一个哲学、政治与经济学的学位，谁知他校园情缘还未了，1995 年毕业于哈佛大学，这一回拿了医学博士，还不满足，回头又在哈佛大学取了一个公共卫生硕士。

葛文德的书映射的是他的生命之思与医学之悟。在葛文德看来，医学之美在于思维之花的绽放，从不思（老师教，学生练）到寻思，从浅思到深思，从顺思到反思，从技术之思到哲理之思。阿图·葛文德三本书的书名就充满哲学意味和宿命感：《医生的修炼：在不完美中探索行医的真相》+《医生的精进：从仁心仁术到追求卓越》+《最好的告别：关于衰老与死亡，你必须知道的常识》，生命必须穿越复杂性（混乱、麻烦、不确定性、偶然性、多样性），然后追逐纯美的境界，但完美永远无法抵达，生命必然走向涅槃。

无论是医生，还是病人，都要接纳临床的复杂性，预设一份豁达，才能体验技术征服、超越后的愉悦；才能体验到医术是心术，不可先知、不可全知的不确定性。一半是直觉思维（叙事思维），一半是循证思维（精准医疗），两者水乳交融；一会儿是直觉后的循证，一会儿是循证后的直觉。外科干的是手艺活（鹰眼、狮心、女人手），蕴含着高度的技巧化，流淌着手艺思维。好的外科医生应该关注手艺的养成，品味手术的境界（炉火纯青）。医学的奥妙就在于超越不确定性去追求完美，这可能吗？葛文德在书中描述的印度医生的故事告诉我们：低配置 + 高效率，完全有可能！

其中一个案例是印度乡镇医生用腹腔镜修补消化性溃疡穿孔的奇迹。印度的消化性溃疡病例很多，而且大多病情严重，许多人一直到发生穿孔才来就医。一位叫莫特瓦的基层医生发明了一种新的手术方法，用腹腔镜修补穿孔性溃疡，手术切口只有 0.6 厘米，平均费时 45 分钟。葛文德现场观摩过这样的手术，使用价格低廉而老旧的腹腔镜设备，莫特瓦手法一流，动作敏捷。结果显示，他的手术比起传统的开腹手术并发症少、恢复快，在印度南部尘土飞扬的偏僻小镇上，他创造了世界一流的腹部外科手术，令美国同行刮目相看。

阿图·葛文德在《医生的修炼：在不完美中探索行医的真相》一书中讲述了其亲历的十几个故事，通过这些故事揭示了临床医生的精神发育历程。临床医学分科越来越细，专科化、专门化的趋势不可遏制，临床医生的成长必然经历"小专科 + 大人文"的蜕变历程。第一个故事是关于他早年经历的新手上路的疑惑与开悟，外科的历练从柳叶刀开始，初为医生，还必须学习并熟练掌握中心静脉导管的安置术。这个活儿可不好干，反反复复，跌跌撞撞，才算闯关成功。因此，从踏上从医之路的第一天起，他就发现医学的永恒困惑——不确定性的前提（缺损配置）与对完美结局（无缺陷）的希冀。医生每天都要面对变化莫测的疾病和病人，信息不充分，基础理论（病因、病理）也不明了，医生个体的知识、能力、经验也不平衡，但无论资深人士，还是毛头小子，都要做出近乎完美的临床应对，达到病人对疗效的最优预期。

即使到了高年资阶段，他依然认为医学中最大的困惑还是不确定性。病人因为无法确诊而惶恐不安，医生因为不能确诊而左右为难，医疗费用因为不确定性的探究而节节攀升，社会舆论因为不确定性而质疑医学的科学性。在形形色色的不确定性煎熬中，医生应该转变自己的态度，不把呈现确定性作为职业的唯一价值，转而以友善与共情去安抚惶惑的病人和躁动的家属。葛文德还有一个不同凡响的理念：诊疗中的不确定性使法律问题根本无法厘清，无法知道医疗风险究竟来自疾病自身的不确定性转归（不可抗力的凶险），还是应该归咎于医生的过失。因此，贸然起诉某个医生也就成为了一个前提谬误的命题。

　　临床中，要战胜医学的不确定性，信心与技巧都是从实践中习得的，但这都必须以活生生的病人作为训练对象，但谁又愿意把自己作为新手的练习对象呢？如果谁都不愿意做此让步，那么，成熟的医生如何出位呢？医学院教学医院每天都在给病人最好的治疗、照顾与给医学新人增加练习机会之间犯愁。临床医学的进步无法消减技术试运行阶段和新人试手阶段产生的代价。为保证病人安全，要尽可能缩短甚至消除这种技术的学习与适应阶段。

　　葛文德在书中还谈及外科机器人与人机博弈命题。如今，达·芬奇机器人已经成为许多三甲医院的常规配置，人们对此充满乐观，其实，这背后隐藏着人机博弈所带来的阴影。1996 年，瑞典兰德大学附属医院负责心脏监护的资深专家沃林主任与电脑识别仪比赛，分别对 2 240 份心电图资料（其中一半是问题心电图）进行分析识别，结果，沃林识别出 620 份，电脑识别仪识别出 738 份，电脑识别仪以近 20% 的优势击败资深专家。几乎在所有的竞赛中，电脑要么与人类战平，要么胜过人类。或许数码医疗的前景是人机的水火不容，不是相辅相成。对立的观点认为智能机器人的冰冷服务会消解医疗中的人性温度，使病人更加孤独。而互洽的观点则支持医生摆脱事务性纷扰，专注于医疗中的人性关怀。

　　葛文德常常问一些很傻的问题，譬如"医生为什么需要年会"，答案是医疗年会是名利场，也是医生相互学术欣赏和精神取暖的地方，年会能满足医生内心深处的孤独与交往渴望，缓解孤岛生存境遇，收获心灵慰藉。他感叹收入 6 位数的医生最爱厂商散发的价值才几美元的小礼物，其实他们以此作为自己出席年会的见证。在年会上他有一个意外的发现，呆呆的医生们太专注于当下，而漠视学科历史。有一个复制外科历史文献的摊位门庭冷落，引起了他的悲悯和敬畏。

　　在医生队伍里，常常会有一些问题医生需要矫正，问题是医疗过失并不集中在个别医生头上，如何区分坏医生的恶意伤害与好医生的概率差错？美国的问题医生各种各样：酗酒、吸毒、好色（性骚扰或性侵）、责任感丧失、毫无同情心、贪婪。《医生的修炼：在不完美中探索行医的真相》一书提到了一位叫哈里森的问题医生，详细分析了他的心灵堕落史。当然，问题医生会面对同行的责难，但是，最终的拯救行动必须靠专业的矫治中心。不然，等到问题医生泛滥才想到行业自救似乎就太晚了。

《医生的精进：从仁心仁术到追求卓越》一书也有很多有趣的故事，如"洗手这回事""医疗中的性骚扰（并非只有问题医生骚扰病人，也有问题病人骚扰医生）""薪酬的奥秘""死刑室里的医生""一个都不要放弃""产房里的故事""印度之行"，细细品味，韵味无穷。

很显然，即使是医神，也不能宣称自己全知全能。一次，朋友问了葛文德一个医学问题："腹腔神经丛到底在哪儿？"他被问住了。朋友讥讽他："你这医生到底干什么吃的，这都不懂？！"生活中，"灯下黑"的境遇比比皆是：他的妻子曾遭遇两次流产，第一个孩子出生时主动脉缺失；女儿曾因跌倒而导致肘部脱臼，而他却没有意识到；妻子也曾发生某个他从未听说过的手腕部位韧带撕裂。每每遭遇这类事情时，他都觉得自己的医学知识太贫乏了。在他看来，医生需要掌握的知识在容量和复杂程度上已经大大超出了个体所能承载的极限，根本就没人能全部掌握并理解这些知识。结果，医生和科学家们的分工越来越细微、越来越专业化。如果我无法处理13 600种疾病，那好，也许50种我可以应付得来——或者至少有一种疾病是我主攻的。就这样，医生变成了一位专家，关心的只是自己专业范围之内的事，而医学能否让整个医疗系统更好地造福人类这一层次的问题，渐渐不在我们的考虑范畴之内。出路在哪里？医学需要整个系统的成功运作，这个系统包括人和技术，其中最大的困难是如何使他们协同工作，光有一流的配套设施是不够的。

他提到一个百密一疏、功亏一篑的案例。史密斯先生 34 岁那年遭遇了一场车祸，腿部、盆骨和手臂骨折，双肺衰竭，内出血不止。医院的外伤治疗小组立即投入了抢救，他们将断裂的腿、盆骨和手臂固定住，在胸腔两侧插入导管对肺部进行再扩展，输血并摘取了因破裂而出血不止的脾脏。三个星期后，史密斯终于熬了过来。临床医生们几乎将每件小事都做到了最好，但他们忽略了一个小小的细节：忘记给史密斯打疫苗了。对于每个接受脾脏摘除手术的病人来说，疫苗必须打，因为疫苗会帮助对抗侵犯人体的三种病菌。外科医生以为 ICU 医生会打，ICU 医生以为初级护理师会打，而初级护理师以为外科医生已经打过了，大家都忘。两年以后，史密斯在海滩度假时偶发链球菌感染，感染迅速蔓延。虽然史密斯最终幸存了下来，但代价是手指、脚趾全部被切除。

在美国，接受过紧急脾脏切除手术的病人中，进行过基础疫苗接种的人只有一半。为什么病人接受的治疗总是不达标的？这一问题的答案在于我们没有认识到科学的复杂性已经从根本上改变了医学领域，那种靠一个工匠式的医师拟订一个治疗方案就可以挽救病人的年代已经一去不复返了。我们必须向机械工程师学习，让各部分配件配合默契，在为人类提供救助和慰藉时，于细微之处让整个系统张弛有度，获得上佳表现。这个行业需要科学（规范），需要艺术（直觉），需要革新（创造），也需要谦卑（敬畏）。

在《最好的告别：关于衰老与死亡，你必须知道的常识》中，葛文德变得宿命起来，他深知，医学再怎么发愤图强，依然无法摆脱一个很确定的结局，那就是永远也无法战胜死神，生命的最后一课必定是衰老与死亡。于是，葛文德把目光聚焦于人类的衰老和死亡的逼近与应对。他依然是给大家讲故事，讲他妻子的奶奶高龄独居的故事（从自信走向自欺，再到可悲的历程）；讲一对医学专家夫妇一步一步迈入衰老栈道，亲历失能、失明、失智，生活品质逐渐下滑，最后滑向深渊的故事；讲一个有创意的社区医生突发奇想，改造传统养老机构的故事（一个允许喂养宠物的决定令养老院顿时生机盎然）。还有美国的普通家庭如何为养老奉亲承受难以负担的经济压力，社会福利养老机构总是有各种死角和盲点，而居家养老又无法提供社群交往的支撑。这些矛盾几乎无法调和。

恋生恶死是人之常态，但死亡面前人人平等，无论你是国王，还是车夫，是大亨，还是乞丐，地位与金钱都无法改变个体生命必死的事实。人生的最后一道考题就是如何面对死神的召唤，恐惧、沮丧、忧伤是人之常情，再坚强、豁达的人在死神面前也无法高傲、从容起来。现世的花红柳绿、死亡过程的挣扎抗拒和对来世的困惑迷茫都是死亡降临时不可避免的纠结。但是无论怎样纠结，我们还是需要迈过那一道门槛，去远方遨游。如何安顿这颗不安的灵魂，是现代安宁缓和医疗的首要课题，也是每个凡人需要借助灵魂修炼才能坦然面对的生命主题。

从对医学不确定性的认知到对死亡必然性的豁然，葛文德医生完成了一个医生最完美的精神发育，也昭示了现代医学在高技术、高消费驱使下飙车遇阻（衰老死亡是最后的刹车）的警醒。死生有度，生命无常，原来，这么朴实的真谛却需要我们用人生那宝贵的 30 000 天的一大半来体会、感悟，真是应了孔老夫子那句名言：五十而知天命。

**王一方** ·····················

国内知名医学人文学者，北京大学医学人文研究院教授，北京大学科学史与科学哲学中心研究员。为北京大学医学部博士生、硕士生主讲医学哲学、医学思想史、健康传播、生死观等课程。

Better

A
Surgeon's
Notes
on
Performance

楔子

# 从专业到出众

在医学院学习的最后一年，我曾经照料过一个病人。那是好几年前的事了，可直到现在我都无法忘记。当时我正轮岗到内科实习，高级住院医生分配了三个病人让我照管，其中有一个满脸皱纹、70 来岁的葡萄牙裔老太太，入院原因是"感觉不太舒服"。她说自己全身疼痛，总是有气无力，还老咳嗽。她没有发热，脉搏和血压也都正常，但化验结果显示，她的白细胞数异常高。胸部 X 线片表明她可能患了肺炎——只是可能而已。基于上述原因，内科医生将她收治入院，而后就交给我负责。我按照内科医生的吩咐，针对她患肺炎的可能性，开始为她注射一种抗生素。接下去的几天里，我每天都过去看她两次，检查她的各项生命体征，用听诊器听她肺部的声音，查看化验结果，然而她每天都是老样子，咳嗽，没有发热，就是感觉不舒服。我想，就这样一直给她注射抗生素吧，她会好起来的。

一天早晨 7 点钟我巡房时，她抱怨说夜里失眠，还整晚出汗。我们查看了她的各项数据，依然没有发热，血压也正常，只是心率比以往稍稍快了一些，仅此而已。高级住院医生嘱咐我，要密切留意她的情况。我回答说没问题，暗自盘算着午饭前后再过来看看。然而，就在当天上午，高级住院医生却亲自去查看了两次。

就是这个小小的举动，我以后会经常回想起来。这只是很小的一件事，但这细微的举动体现出了他的尽职尽责。早晨巡房的时候，他察觉到病人有些不对劲，就一直挂在心上。

看病人可不是两秒钟就能完成的事情。老太太住在医院的 14 楼，而我们早晨的例会地点、自助餐厅还有医生的办公室等都在低层，医院的电梯又素来以龟速而臭名昭著。作为高级住院医生，他还要亲自主持一个教学会议。其实，他大可以等着护士发现问题后再来通知他（大多数医生都是这样做的）或者指派一位初级住院医生去探视那个病患，但他没有这么做，他选择亲自上楼去看。

第一次去，他发现那个老太太发热到 38.9 ℃，于是加大了鼻腔插管的输氧量。第二次，他发现她的血压已经下降，有了休克的迹象，形势十分危急，于是让护士把鼻腔插管换成了氧气面罩，并把她转移到了重症监护室。等我得知发生了什么事的时候，他已经采取了治疗措施，换用新的抗生素，进行静脉输液，利用药物来维持她的血压。由于他的亲自探视，老太太最终得以活命，而且康复过程非常顺利，再也不需要戴呼吸器了。24 小时之后，她的热度退了下来，三天后就出院回家了。

在某些领域，我们很容易遭遇失败，想达到精通和出众的水平，到底要具备什么素质？那天，那位高级住院医生在我面前展示的不仅仅是专业能力——掌握肺炎的一般发展规律、熟知恰当的治疗方法，更重要的是洞悉具体的细节，在那个特定的时刻利用特定的资源和可调配的人手，抓住时机挽救病人的生命。

　　人们常常关注那些伟大的运动员，从他们身上寻找成功的秘诀。对我们外科医生来说，运动员身上的确有一些长处值得学习，譬如毅力、勤奋的练习和实践、精益求精的态度。不过，医学领域毕竟与运动场不同。当病人面临生命危险时，我们做出任何决断、发生任何疏失，从本质上来说都关乎病人的生死存亡。大众对我们的殷切期望，也会让我们压力倍增。我们的任务是对抗疾病，运用科学让每一个人尽可能活得长久、健康，但具体如何实现，往往是不明确的。一方面，需要掌握的信息浩瀚无边，我们的所知又总是不够完备；另一方面，我们还必须在工作中体现人性化，态度和蔼、满怀关切。医疗工作之所以让人又爱又恨，就是因为我们的成败不仅关系病人的生死，而且牵涉众多复杂的层面。

＊　　　　　＊　　　　　＊　　　　　＊

　　最近，我接手了一个乳腺癌患者，名字叫弗吉尼娅·马格布，64 岁，是一名英语教师。她的乳房里长了一个鹌鹑蛋大小的肿瘤，直径约 1.9 厘米。她权衡了各种方法，最终决定采取保守疗法，将肿瘤切除，保留乳房。

　　手术并不困难，也没什么危险性，但手术小组仍然小心谨慎地对待每一个步骤。手术当天，进手术室之前，麻醉师反复核对马格布的医疗记录和用药记录，查看她的化验结果和心电图，确定她至少 6 小时没有进食，并让她张开嘴，检查有没有可能脱落的牙齿或是忘记取出的假牙；一名护士核对了她的姓名标识，确保她就是手术对象，跟她本人核实其药物过敏史，确认她在手术同意书上签过字，并确定她没有佩戴隐形眼镜和珠宝首饰；我用标签笔在肿块的位置做了一个记号，这样在手术时就不会搞错开刀部位。

　　那天早上，在手术之前，为了确保在手术时能将癌细胞彻底切除，我们在她乳房肿块的周围注射了小剂量的放射性指示剂。到了下午 2 点，在手术室里，前一台手术已经完成，手术室已被彻底清洁干净，需要的设备也都已经就位。这时，我接到一个电话。

"她的手术被推迟了。"一位负责调控手术室的女士这样告诉我。

"为什么？"我问道。

"术后恢复室 ① 满了，因此有三个手术室没办法把病人送出来，所有后续手术都暂停，直到恢复室开放。"

"好吧，没问题。"这种事情每隔一段时间就会发生一次，我们只好等着。然而，到了 4 点，马格布还没有被送进手术室，于是我打电话给调控室，想问问情况怎么样了。

我被告知，恢复室已经开放了，但马格布的手术室被一个急诊科送来的大动脉瘤破裂的病人占用了。工作人员将设法给我们腾出另外一间。

此时，马格布正躺在术前等候室里。我向她解释目前的状况，并表达了歉意。我告诉她，应该不会再等太久了。她倒是很乐观，对我说："顺其自然吧。"她努力想要睡着，好让时间过得快一点儿，可总是频繁醒来。每次她醒来的时候，情况都没有什么进展。

6 点的时候，我再次打电话过去，被告知已经腾出了一间手术室，不过现在的问题是没有护士。我们医院共有 42 间手术室，5 点过后，值班的护士人数只够分配给 17 间，而现在，已经有 23 台手术正在进行——他已经强制性地要求 6 间手术室里的护士加班，不能再让其他人也这么做了。因此，绝对不可能再插进来一个病人。

---

① 患者麻醉后苏醒及恢复的场所。——译者注

"那么，照你估计，马格布要等到什么时候？"

"也许她今天做不了手术了。"那边的负责人说。他指出，7点以后，值班的护士就只够9间手术室的了；而11点之后，顶多只剩5间手术室有护士。马格布不是唯一等待做手术的病人。"她的手术很可能会被取消。"他说。

取消？我们怎么能把手术取消？！

我亲自下楼赶到调控室，一进门就看见一位外科医生正站在那里，努力游说当班的麻醉师；另一个医生正冲着调控室主管大吼大叫。每个人都想要一间手术室，可没有足够的手术室供应。一位肺癌患者需要做癌细胞切除手术，另一个病人脖子里长了一个肿块需要检测。"我的手术很快。"一位医生争辩说。"我的病人不能再等了。"另一位说。尽管调控室允诺第二天给我们安排手术室，可我们谁也不愿意。每个人的日程表上都已经安排好了其他病人，如果今天的手术推迟到明天，那么预定明天做的手术就得被取消或推迟。而且，谁又能保证明天不会继续出现这种混乱情况呢？

我想争取为马格布做手术。她长了乳腺恶性肿瘤，必须把那个肿瘤取出来，手术宜早不宜迟。8小时之前注射进她体内的放射性指示剂正在逐渐失去效用，推迟手术意味着她必须再次接受注射，那么她所受的辐射量将加倍，而这一切仅仅是因为找不到一间手术室。"这对病人不公平。"我说道。

然而，问题依然存在。

你刚踏入这个行业，成为一名医生时，也许认为这份工作需要的不过是谨慎的诊断、高超的技术以及关怀他人的善心。但你很快就会发现，事实并非如此。我们面临着似乎永无休止、花样百出的障碍，但是同时，我们也必须不断前进、改善和提高。

这个世界躁动、无序、动荡不安，作为其中的一部分，医学不可能独善其身。更何况，医学界不过是由我们这样一群普通人组成的而已。人类易受迷惑、身心脆弱、眼界狭隘的弱点，我们身上一个都不少。尽管如此，选择医生这个职业，就意味着我们要过负有责任的生活。那么，问题在于，接受这份责任之后，我们该怎样做好这份工作。

弗吉尼娅·马格布躺在那里又等了 2 小时，心神不安，饥肠辘辘。等候室里一扇窗户也没有，一片静谧，只有白色的灯光。时钟滴答作响，时间一分一秒地过去。有时候，我会感觉自己面对的是一部庞大、复杂得无法想象的机器，它的齿轮从来都只按照自己的节奏运转，根本不理会他人的想法。我素来相信，治病救人，只要多努力，也许就能扭转他们的命运，但到了此刻，心中却充满了无能为力的懊恼。

马格布问我当天晚上是否真能做上手术。我回答说，可能性已经非常小了。但我无法说服自己把她送回病房，我请求她和我一起坚持等待。然后，就在快 8 点时，我的呼叫器上收到一条消息："请把病人带到 29 号手术室。"后来我才知道，有两名护士本来可以下班回家了，但是看到手术室里的人手严重不足，便自愿留下来加班。当我询问其中一位护士时，她迟疑了一下，说："反正我今晚也没有其他重要安排。"看，你做出努力的时候，会发现自己并不是唯一愿意这么做的人。

收到呼叫的 11 分钟之后，马格布躺在了手术台上，一支镇静剂被注射进她的体内。肿瘤被顺利取出。活检结果证明，癌细胞没有转移到淋巴结。手术成功了。我们收拾器具的时候，她平静地醒来，凝视着上方的手术灯。

"那灯看上去好像一颗颗闪亮的贝壳。"她说。

Better

A
Surgeon's
Notes
on
Performance

目录

总序　了不起的葛文德
楔子　从专业到出众

第一部分　勤奋

01　洗手这回事　　　　　　　　　　　　/ 003

赛麦尔维斯任职的医院每年约有 3 000 名产妇分娩，死亡率超过了 20%，这是相当惊人的。相形之下，在家分娩的产妇的死亡率竟然只有 1%。赛麦尔维斯判断，医生是造成这一结果的罪魁祸首，他们的手在四处传播细菌。

02　"扫荡"行动　　　　　　　　　　　　/ 017

我们在乌帕尔哈拉村找到了得了脊髓灰质炎的小女孩。她才一岁半，有一张忧郁的脸庞，头发剪得短短的，戴着小小的金耳环。她在妈妈的怀里动来动去，软弱无力的双腿垂悬在裙子底下。她的妈妈就站在我们面前，面无表情。

## 03 战地医生 / 037

美军的外科医生分析了外伤日志后，发现士兵失明的比例出奇高。士兵们觉得军方配发的护目镜很丑，"看起来就像老农民戴的"。后来，军方顺从民意，改用看起来又酷又帅的威利牌防爆护目镜。士兵眼睛受伤的比例立刻有了明显下降。

### 第二部分 正直

## 04 医疗中的性骚扰 / 055

诊断胆结石时，如果病人穿着衬衫，只要下摆拉起来、露出肚子让我检查就还好办；万一遇到穿紧身裤或连衣裙的，就得把裙子拉到脖子下方，紧身裤脱到膝盖以下，这会让我们两个都很尴尬，恨不得钻进地洞里。

## 05 医疗官司 / 065

因医疗纠纷导致官司缠身是医生的梦魇，碰上这种事，医生往往义愤填膺，大叹倒霉，然而这种事还是屡见不鲜。在像外科和产科这种高风险的科室里，每个医生平均每6年会碰上一次。

## 06 薪酬的奥秘 / 091

一个星期，他只排1天门诊，从上午9点半看到下午3点半；平均每周做6台手术，专精内窥镜手术。我问他，这样可以赚多少？"净赚吗？"他说，"以去年来说，大概赚了120万美元。"

# 07 死刑室里的医生 / 107

1992 年，连续谋杀 3 人的罪犯哈丁被送进毒气室。此次死刑足足耗时 11 分钟，哈丁才死亡。现场的恐怖无以名状，在场的记者因为惊吓过度而号啕大哭，首席检察官当场呕吐，监狱长坚持说如果不改用其他方式行刑，他就辞职。

# 08 一个都不要放弃 / 129

不管早产的新生儿如何弱小不堪，看来毫无希望，还是需要给他们静脉注射，用上人工呼吸器。大多数早产儿尽管在出生之时只有 1 ～ 1.5 千克，但绝大多数不但可以存活下来，而且能正常健康地发育，靠的就是医生愿意为他们而战。

## 第三部分　创新

# 09 产房里的故事 / 143

阿普伽的手提包里总放着一把手术刀和一根管子，万一在路上碰到有人倒下，需要做紧急气管切开术，它们就可派上用场。她还真在路上帮过十来个这样的病人。她最常挂在嘴上的一句话就是："争分夺秒，做自己该做的事。"

# 10 钟形曲线 / 169

我在一家医院的外科服务，每一个同事都认为我们的外科是全美最好的，可是我们有证据证明我们治疗病人的成绩确实是全美第一高分吗？没有。职业棒球队有胜负记录，企业每季度都有收益报表，医生的成绩单呢？

**11** 印度之行 / 195

我在去印度之前，心想自己是美国训练出来的医生，或许可以传授一招半式给当地的医生。后来我才发现，一般的印度外科医生也是本领高强，要比我知道的任何一个西方国家的外科医生都厉害。

后记 **走向优秀** / 211

译者后记 / 221

# BETTER

A

Surgeon's

Notes

on

Performance

第一部分

# 勤奋

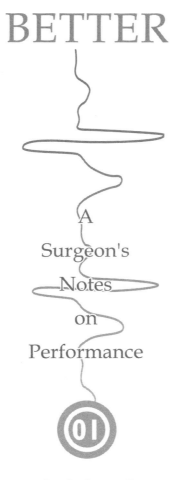

BETTER

A
Surgeon's
Notes
on
Performance

01

## 洗手这回事

赛麦尔维斯任职的医院每年约有 3 000 名产妇分娩，死亡率超过了 20%，这是相当惊人的。相形之下，在家分娩的产妇的死亡率竟然只有 1%。赛麦尔维斯判断，医生是造成这一结果的罪魁祸首，他们的手在四处传播细菌。

12 月的某一天，我和传染病专家黛博拉·横江、微生物学家苏珊·马里诺一起在医院巡视。她俩在医院的感染防控组工作，专职负责杜绝医院内病菌感染和蔓延的现象。这可不是个在人前闪耀光辉的工作。她们也都是非常朴实低调的人。横江 45 岁，说话低声细语，一笑就露出酒窝，上班总是穿着运动鞋。马里诺 50 多岁，天生内向，不爱讲话。尽管外表普普通通，但她们已经成功处理过多次危机，比如流感、军团病 ① 和致命的细菌性脑膜炎，而且就在几个月前，还控制了疑似疯牛病的传播。当时一位病人的脑部检查结果显示，他可能患了这种病。这种病倘若传播出去，将会是一场噩梦，因为它不但无法治愈、会致人死亡，而且其致病病毒无法通过常规的高温消毒手段杀灭。也就是说，在检验结果出来之前，神经外科医生使用过的器械可能已经将疾病传染给了其他病人。幸好感染防控小组的人员及时追查到那些器械的去向，并实施了化学灭菌。此外，横江和马里诺还亲历过麻疹、瘟疫和兔热病 ② 的防控战役。还有一次，她们发现一次聚会提供的一批草莓冰激凌引起了甲型肝炎暴发，因而呼吁在全美范围内召回该品牌的草莓冰激凌。她们告诉我，最近在医院里肆虐的有轮状病毒、诺如病毒、几种假单胞菌、具有超强耐药性的克雷伯菌，还有现代医院里无处

① 急性呼吸道传染病，因在 1976 年美国费城召开退伍军人大会时暴发流行而得名。——编者注
② 由一种细菌引发的疾病，该细菌具有极强的传染性，危险性堪比生化恐怖武器。——译者注

不在的祸根：耐药性金黄色葡萄球菌和粪肠球菌（以上几种均为传染性病菌，它们经常引发肺炎、伤口感染和血流感染）。

根据美国疾病预防控制中心（CDC）的数据，每年有 200 万美国人在医院里受到感染，其中更有 9 万人死于感染。横江说，在感染防控组的工作中，最困难的部分其实不是与各种各样的传染病对抗，也不是处理病患和员工中有时会产生的恐慌情绪，而是敦促像我这样的临床医生按照要求去做一件事。这件事做好了，就能够有效遏制感染扩散，那就是要及时洗手。

她们采取的措施可以说是细致入微。她们在外科楼层里到处张贴提示海报；将原有的洗手池重新摆放，加装了一些新的，并将其中一些改造成自动式；专门斥资 5 000 美元购买了"预防手推车"，车中存放了一些方便携带、外观也很漂亮的小包，每个小包里洗涤剂、手套、手术衣等用品一应俱全；对执行效果最好的科室还发放免费的电影票以示奖励。尽管如此，情况依然没有得到任何改善。统计数据表明，我们医院的医生和护士洗手的次数仅为应有的 1/3 到一半，与其他医院并无区别。我们和流鼻涕的病人握手，从伤处剥除粘住的衣物，用听诊器紧贴汗湿的胸口，之后大部分人顶多是在白大褂上蹭几下手，然后继续该干什么干什么：看下一个病人，在病历上狂写，甚至直接抓取食物。

## 产妇死亡的头号杀手：医生的手

让人尴尬的是，这种情况由来已久，一点儿也不稀奇。1847 年，28 岁的维也纳产科医生伊格纳兹·塞麦尔维斯（Ignaz Semmelweis）曾提出一项著名的论断。他认为，医生们没有注意始终、彻底地保持双手清洁，因此造成产褥热的罪魁祸首正是他们自己。产褥热也叫作产后热，在塞麦尔维斯的时代是导致产妇死亡的头号杀手。那时人们尚未认识到细菌就是产褥热的病因，它在产妇分娩后通过阴道传染至子宫。

在塞麦尔维斯工作的医院里，每年有 3 000 名妇女生产，其中有 600 多人死于这种疾病，死亡率高达 20%！相比之下，在家分娩的产妇的死亡率只有 1%。塞麦尔维斯由此得出结论，是医生的手在病人之间传播疾病。于是，他下令在他的病房里，所有医生和护士在处理完一名患者后都必须用指甲刷和氯溶液擦洗双手。结果，产妇死亡率立刻下降至 1%。这原本是确凿无疑的证据，说明他的理论是正确的。然而，在其他地方，医生的行为习惯并没有改变。有些同僚甚至被他的言论激怒，在他们看来，医生绝不可能杀害自己的病人。最后，塞麦尔维斯非但没有得到人们的尊敬，反而被赶出了医院。

这个故事流传到我们耳朵里的时候，是作为一个旨在揭示当时医疗界顽固和愚昧的例证。不过，实际情况要复杂得多。造成那种结果的部分原因是，对产褥热这种疾病，在 19 世纪有各种不同的解释，似乎也各具说服力，比如，有人坚信医院空气中的有毒气体是致病原因。更何况，塞麦尔维斯本人行事古怪，他拒绝公开任何证据来支持他的理论，也不愿意在动物身上进行科学试验来证实自己。相反，每当有人要求他提供证据时，他都认为那是对自己的侮辱，总是满怀敌意地抨击对方。

他曾经写信给一位对他的理论提出过质疑的维也纳大学医学教授，在信中他说："你，教授先生，一直以来就是这场大屠杀的同谋。"对一位维尔茨堡的同行，他写信说："如果你，霍夫拉先生，在无法反驳我的学说的情况下继续这样错误地教授学生，那么我敢在上帝和全世界面前断言，你就是一个凶手，你将会被称为医学界的尼禄（古罗马帝国的暴君）并遗臭万年，说'产褥热'是拜你所赐一点也不为过。"他自己的手下也反对他。丢了维也纳的职位以后，他又来到珀斯，在那里，他会站在洗手池边严厉斥责每一个忘记擦洗双手的人。人们开始故意躲避他，有时甚至暗中破坏他定下的洗手制度。塞麦尔维斯的确是个天才，但也是个狂人，这注定他只能以失败告终。

直到20年之后，约瑟夫·李斯特（Joseph Lister）才在英国医学杂志《柳叶刀》（*The Lancet*）上重新提出外科消毒的倡议，当然，他的阐述更为清晰，语气更令人信服，态度也更加谦恭。

  \*    \*    \*    \*

可惜，在"医生瘟疫"已经过去170多年的今天，我们还是不得不怀疑，是不是一定要像塞麦尔维斯那样的狂人才能改变洗手这件事的现状。想想横江、马里诺她们面临的是怎样的挑战吧。人身体的每一寸肌肤上都有细菌存在，人手上每平方厘米的细菌总量从5 000个到500万个不等，头发、腋下和腹股沟里的细菌数量更为密集。手部深层皮肤的缝隙里藏匿了10%～20%的细菌，想要清除它们非常困难，即使擦洗和消毒也无济于事。最糟糕的地方非指甲缝莫属。因此，美国疾病预防控制中心最新颁布的指导方针要求，医护人员不得留指甲，并不得佩戴人造指甲。

普通肥皂最多只能起到中等程度的灭菌作用，其含有的去污剂成分能够去除不那么顽固的灰尘和污垢，连续洗涤15秒也仅能杀死少量的细菌。塞麦尔维斯就是发现普通肥皂的作用有限，才采用氯溶液来消毒的。特制的抗菌肥皂含有氯已定等化学成分，可以瓦解微生物膜和蛋白质。不过，即使选用了合适的肥皂，想要正确地洗手，也要遵循严格的程序：首先，必须摘下手表、戒指和其他珠宝首饰（这些物品最容易藏污纳垢）；其次，用热的自来水湿润双手，涂抹肥皂并使肥皂泡覆盖手部的所有表面，直到双臂1/3的位置，肥皂泡的停留时间要遵照生产厂商的建议（通常是15～30秒）；再次，冲洗整整30秒；最后，用干净的一次性毛巾彻底擦干，用擦手毛巾关闭水龙头。接触任何一名病患之后，都必须重复上述步骤。

几乎没人能坚持完成上述流程，而且也根本不可能做到。每天早晨巡房，住院医生都要在一小时以内检视 20 位病人。重症监护室的护士们通常也要接触差不多数量的患者。按规定，接触每位患者之后都必须洗手，这样一来，就算把每次洗手的时间控制在 1 分钟，医护人员也要花去 1/3 的工作时间专门用来洗手。而且，如此频繁地洗手还会刺激皮肤、引起皮炎，这本身也会导致细菌数量增多。

      *       *       *       *

酒精凝胶的刺激性要比肥皂低，欧洲已经采用这种方式将近 30 年，而在美国，它最近十几年才开始普及。这种东西使用起来要省事得多，只需花 15 秒左右把凝胶擦遍整个手掌和手指，让它风干即可。给液器可以放置在病床边，取用起来也很方便，无须专门走到洗手池边。有趣的是，纯酒精的杀菌效果并不好，酒精浓度在 50% ～ 95% 时能够更加有效地杀灭细菌。

我们医院最近开始采用 60% 浓度的酒精凝胶，这可是横江花费了一年多的时间才让大家接受的。推广时遇到的第一个阻碍就是，人们害怕这东西会产生有害气体（其实并没有）。后来，大家担心它对皮肤的刺激性强，横江他们提供了可靠的证据也无济于事。于是，他们又引进了一种添加了芦荟的新产品，这次人们却抱怨气味不好闻，于是它也被淘汰。又有谣言说，凝胶会损害人的生育能力，因此一些护理人员拒绝使用。最终，感染防控组拿出证据，证明酒精不会被人体吸收，医院的一位生殖科专家也认可了凝胶的安全性，谣言这才渐渐止歇。

随着凝胶的普遍应用，遵守正确手部清洁程序的医护人员比例大幅提高，由原先的大约 40% 上升到 70%。但让人头痛的是，医院里的病菌感染率却一点儿也没下降，这说明 70% 的遵守率根本就不够，还是会给细菌传播提供充足的机会。事实上，耐药性金黄色葡萄球菌和粪肠球菌的感染率还在持续增长。每天，横江都会统计当日的记录表。前不久的一天，我和她一起查看记录，发现医院的 700 名病患中有 63 人感染了 MRSA（抗甲氧西林金黄色葡萄球菌），另外 22 人身上发现有 VRE（抗万古霉素肠球菌）。很不幸，与美国各家医院的感染率不相上下。

＊　　　　＊　　　　＊　　　　＊

超强耐药性细菌的感染率上升已经演变成全世界的噩梦。1988 年，英国的一间肾脏透析室受到感染，VRE 首次暴发性蔓延。到 1990 年，这种病菌走出英国国境，来到其他国家安家落户，在美国，每 1 000 名重症监护室的病人当中就有 4 个被感染。而到了 1997 年，重症监护病人遭遇感染的概率竟然上升到 23%。一旦，或者干脆更恰当地说，当更具危险性的微生物（比如禽流感病毒，或是从未见过的、更致命的细菌）出现的时候，将会是怎样的情形？"那将是一场浩劫。"横江说。

恐怕只有像塞麦尔维斯那样对洗手这件事无比执着才行。目前，横江、马里诺和她们的同事已经着手在医院的各楼层随机抽查。她们事先不通知就直接进入各个病房，检查是否有溢出的液体未经处理，卫生间有没有打扫，龙头是否滴水，凝胶给液器是不是空的，针盒是不是装得太满，手套和医用罩衣是否储备充足等；她们还要看护士在处理病人伤口处的衣物和导尿管时是否戴了手套，因为这些东西都是感染的通道。当然了，她们也会留意观察大家在接触新的病人之前有没有把手洗干净。一旦发现问题，她们总会毫不犹豫地当面指出，不过语气尽量保持温和："你是不是忘记用凝胶洗手了？"这是她们最常用的台词。慢慢地，工作人员开始认可她们。有一回，我看到一名戴着手套、穿着罩衣的护士从一间病房走出来，手上拿着病人的病历（规定要求脏手不可以碰触病历），这时她看到了马里诺，于是突然停下来，脱口而出："我可没碰房间里任何东西！我是干净的！"

她们讨厌这样工作，她们可不想自己成为抓捕感染的警察，这样既无趣也不一定有效。医院共有 12 层病房，每层都有 4 个不同的分区，学塞麦尔维斯那样在洗手池边怒目而视？她们可做不到。而且，这样做的话，她们还要冒着招惹同事极大反感的风险，就像塞麦尔维斯当年一样。可是，还有其他选择吗？

我翻阅了《医院传染杂志》(*Journal of Hospital Infection*) 和《感染控制和医院流行病学》(*Infection Control and Hospital Epidemiology*)，这两种都是业内最具权威性的杂志，但是我遗憾地发现，那些致力于改变现状的试验无一例外地以失败告终。人们最大的希望是找到一种肥皂或洗手液，能够保持皮肤无菌几小时，这样事情就会简单多了，对我们大家都好，只可惜这种东西还没被发明出来。一位专家因此半开玩笑地提议，最好的办法也许是放弃洗手，大家都不去接触病人。

遇到困难时，我们总是期待出现毫不费力的解决办法，最好是通过一个简单的变化就能把问题解决，不过往往都事与愿违。想获得成功，必须朝正确的方向迈进 100 步，虽然每一步都很短小，但一步接着一步，不能犯错，不能松懈，人人都得努力投入。医生常常被认为是独立的脑力工作者，但其实比起诊断出什么疑难病例，确保每个人都洗手这种事能够更大地促进医学发展。

在李斯特的倡议之后，人们越来越重视手术室里的消毒灭菌工作，但我们在医院病房里的表现却始终不尽如人意。两者的差别竟然如此巨大！在手术室里，没有人会认为清洗双手的遵守率达到 90% 就足够了。要是哪个医生或护士没有洗干净双手就接近手术台，我们都会惊骇不已。

李斯特时代以来，我们在手术室中对自己的要求越来越高。现在，我们一定要穿戴无菌手套和手术服，戴口罩，戴帽子；我们在病人的皮肤上涂抹抗菌剂，在他们的身体上盖消毒铺单；我们把手术器械放进高压蒸汽灭菌器里消毒，如果某些器械过于精密，不能高压灭菌，我们会选用化学灭菌法。

为了消毒，我们对手术室里的一切细节进行彻底改进，甚至还在手术小组里专门设置了一个叫作巡回护士的岗位。从本质上讲，这个岗位的主要职责就是保证所有成员无菌。手术过程中有时需要使用事先没有预料到的工具。每当有这种情况发生，手术组成员不能干站在那里，等着其中一人停下来，给手臂消毒，把所需的东西从架子上取下来，清洗，然后再回来。于是诞生了巡回护士。巡回护士负责取来额外的纱布、棉球和器械，接听电话，做记录，并在需要的时候提供协助。这些工作可不只是让手术流程更加顺畅那么简单，这其实是在保障病人不被感染。这个岗位的存在使每次手术的无菌性得以维持。

造成传染病在医院里蔓延的原因不是无知，不是我们缺乏相关的技术知识，而是医护人员没有遵守规章，没有正确地对技术知识加以应用。的确，要让每个人都遵守规章很难。170多年过去了，手术室里谨小慎微的精神为什么一直没能传播到那扇双层门之外？这还真是个谜。

在手术中最细致认真的人往往是在病房里最马虎的人。我很清楚这一点，因为我知道自己就是其中一员。我总是尝试着要求自己，在手术室外也要与手术时一样一丝不苟地洗手。要是总这么提醒自己，也许我会做得相当好，可是没过一会儿我就把它抛到了九霄云外。类似的事情几乎每天都会重演。我走进一位患者的病房，脑子里想着该怎么把手术的相关情况解释给他听；或者想到他的家人，也许他们正忧虑不安地站在那儿；或是想起某个住院医生刚刚讲给我听的小笑话，于是就完全忘记了要挤出一股凝胶到手上这回事，不管墙上贴了多少张提醒海报也没用。有时候我的确记得要洗手，可还没等我找到给液器，病人就伸出手来想要跟我握手，我觉得要是不立即回应也太奇怪了，所以就赶紧握住他的手。有时我甚至想，去他的吧，我已经来晚了，得抓紧时间，而且只违反这一次，能有什么大不了的。

# 洗手的革命

10 年前，美国第 72 任财政部部长、铝业巨头美国铝业公司（Alcoa）的首席执行官保罗·奥尼尔（Paul O'Neill）来到宾夕法尼亚州的匹兹堡，主持一个地区性医疗改革试点项目。他把解决医院感染问题当作首要大事。为了证明问题可以解决，他安排一名年轻的工程师彼得·佩雷进驻匹兹堡退伍军人医院，到了一个设有 40 张床位的外科住院部。一位参与过那个项目的医生告诉我，彼得与那里的员工会面的时候没有问："你们为什么不洗手？"他问的是："你们没做到的原因是什么？"最常见的回答是："时间不够。"于是，他利用自己作为工程师的长处，开始着手对那些占用员工时间的事情加以改进。他设计出一个标准化供应体制，在病床边不但备有罩衣和手套，还有纱布、胶带和其他一切所需品，这样大家就不必为寻找这些东西在病房内外来回奔走了；听诊器最容易带来交叉感染，但他没有要求医护人员在检查两个病人之间清洁听诊器，而是在每间病房的墙上配备专用的听诊器。他开展并实施了几十项类似的简化性变革，既减少了感染蔓延的概率，也降低了保持清洁的难度。换句话说，他让医院的每个病房都像手术室一样运作。此外，不管病人入院时有没有感染的迹象，医生一律为他们做鼻腔细胞培养，通过这种方式，工作人员就可以知道哪些病人携带耐药性病菌，从而针对这些人预先采取更加严格的防范措施。该策略有时被称作"查杀"。实施这种策略之后，通过医院传染致死的 MRSA 病例从每个月 4 ～ 6 例减少到每年 4 ～ 6 例，感染率下降了将近 90%。

不过，尽管有一系列的鼓励措施和倡导行动，两年后，这家医院里只有一个科室还在坚持这些新做法。而且，在佩雷离开到别处去做另外的项目以后，原先那个科室也渐渐不再保持"查杀"了。奥尼尔失望地撤销了这个项目，因为情况没有从根本上得到改变。

＊　　　　＊　　　　＊　　　　＊

然而，关于变革的信念并没有熄灭。曾经协助佩雷的一名外科医生乔恩·劳埃德仍在继续苦苦思索变革的方法。有一次，他碰巧看到一篇有关一项救助儿童计划的文章。在劳埃德看来，这个故事对匹兹堡有借鉴意义。这是一项以改善越南儿童营养不良状况为目的的反饥饿计划，发起人是塔夫斯大学的营养学家杰瑞·斯特尼和他的妻子莫妮卡。对那些存在营养不良问题的村庄，他们原本想从外部引入解决办法，但是一再遭遇失败，于是他们决定放弃这种策略。其实村民早已了解改善营养不良问题的方法，如怎么种植更富营养的作物，以什么方式养育饥饿儿童更有效等，但大多数当地人就是不愿意仅凭不相干的人说的话而做出改变。于是，斯特尼夫妇开始集中精力，从他们自己人身上找寻解决办法。夫妇俩让一小组一小组的贫困村民来提名，看看在他们当中，谁家的孩子养得最健壮。然后村民们会去拜访那些母亲，亲眼看看她们是怎么做的。斯特尼夫妇把那些被推举出来的人称作"正向偏差"。

革命性的转变出现了。村民们发现，尽管一样贫穷，但在他们当中也有养育得很好的儿童，而且那些母亲在各个方面都并未遵守当地人普遍持有的旧观念，而是采用了一些"奇怪"的养育方式，例如，即使孩子腹泻也要让他们吃饭；让孩子每天少食多餐，要好过一天吃一两顿大餐；在孩子的米饭里加些红薯叶，尽管它被看作低等人才吃的食物。这些新方法传播开来，并在人们心中扎了根。该计划还对成果进行了评估，并在村里张贴出来供村

民观看。两年内，斯特尼夫妇所到之处，每个村庄的营养不良率都下降了
65% ～ 85%。

正向偏差概念给劳埃德带来了启发，可以借助人们已有的能力而非外部
建议来指示他们必须如何改变。到 2005 年 3 月，他和佩雷成功说服匹兹堡
退伍军人医院的领导层，尝试用正向偏差法解决医院感染问题。劳埃德甚至
还说服了斯特尼夫妇加入其中。他们与医院里各级别的相关人员一起展开了
一系列历时 30 分钟的小组讨论。参与讨论的包括餐饮服务人员、大楼管理
员、护士、医生甚至还有病人。每次会议，改革小组基本上都以此为开场
白："我们聚集在这里，是为了解决医院感染问题，至于如何解决这个问题，
我们希望了解你们的意见。"没有人发出指令，也没有专家提出应当采取哪
些措施。杰瑞·斯特尼说："倘若我们灌输任何教条，结果一定会是人们不
愿意尝试做任何改变。"

大家争相献计献策。有人指出哪些地方还没放置凝胶给液器，有人提供
防止罩衣和手套供应不足的办法，还有人点到一些护士的姓名，说她们似乎
总能记住清洗双手，甚至还会教病人洗手。很多人说，这是第一次有人询问
他们应该怎么做。

以往的行为模式开始发生变化。40 个新的给液器送到以后，员工们会
自行把它们放到合适的位置；以前要是看到医生忘了洗手，护士们是不会当
面提出的，现在知道其他护士会直接向医生提意见，她们也会照做；有 8 位
物理治疗师不愿意戴手套给病人做治疗，觉得看起来傻乎乎的，但另外 2 个
同事劝他们说，戴个手套其实没什么大不了的。

众人的建议并无特别新奇之处。斯特尼说："第 8 组之后，就开始听到
一遍又一遍重复的东西了。不过我们还是会继续下去，即便之后小组讨论的

内容一直是重复的，因为这是第一次有人听取他们的意见，他们也是第一次有机会为了自己而革新。"

在医院网站和内部报刊上，改革小组把收集来的意见和医院里发生的每一点一滴的进步都毫无遗漏地公布出来，挨个部门张贴每月成果。当然，他们也实施细致的监督，例如为每一位入院和出院病人进行鼻腔细胞培养。投入试验改革一年后，整个医院的 MRSA 感染率就下降为零了，要知道，他们已经有好多年没有取得这样显著的进步了。

最近几年，罗伯特·伍德·约翰逊基金会（Robert Wood Johnson Foundation）和犹太医疗基金会（Jewish Healthcare Foundation）投资数百万美元，要将这个方法应用到全国范围内另外 10 家医院里。劳埃德提出警告说，匹兹堡获得的成效能否持久还是个未知数，这里的成功能否在全国其他地区如法炮制也是个未知数，但不管怎样，这确实是一个世纪以来最引人注目也最有效的解决办法。

✻       ✻       ✻       ✻

我跟着横江和马里诺一起巡视病房，走过一个普通病区时，终于开始理解她们是如何实施监控的了。物理治疗师、护士、营养师、住院医生和实习生都在病房里来回奔走，有些人洗手很认真，有些人却做得不怎么样。横江指给我看，8 间病房中有 3 间贴有醒目的黄色警告标识，因为里面的病人感染了 MRSA 或 VRE。这时我才意识到，我的一个病人就住在这个楼层，而他的病房门上就有这么一个标识。

那位病人 62 岁，入院将近 3 周。他是从另一家医院转来的，由于手术失败，来的时候处于休克状态。我先给他做了紧急脾切除术，后来他的血止不住，我又再次进行处理。他的腹部有一个伤口，因此不能进食，必须靠静脉滴注来摄取营养。不过他的情况有所好转。入院后 3 天，他从重症监护室转到了普通病房。入院时，为他做的鼻腔细胞培养显示其体内并无耐药性微生物。然而，入院 10 天后，培养结果发现 MRSA 和 VRE 全都变成了正值。几天后，他的体温升至 38.9℃，血压开始下降，心跳加速。他得了败血症。他的中心静脉导管——汲取营养的生命线——受到了感染，我们必须把它取出。

我站在那儿，望着门上的标识，思绪万千。我从来没想过让他感染的人也许就是我自己，但事实上有这种可能性。而且，不管怎样，一定是我们当中的某个人。

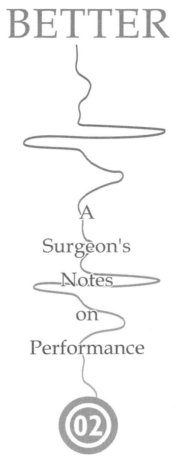

BETTER

A
Surgeon's
Notes
on
Performance

02

## "扫荡" 行动

　　我们在乌帕尔哈拉村找到了得了脊髓灰质炎的小女孩。她才一岁半，有一张忧郁的脸庞，头发剪得短短的，戴着小小的金耳环。她在妈妈的怀里动来动去，软弱无力的双腿垂悬在裙子底下。她的妈妈就站在我们面前，面无表情。

在 词典里，勤奋被定义成"为完成某种事业而付出持续、认真的努力"。这个定义被过度简化，还蕴含了点残酷的味道。假如一个人将此作为其毕生的生活状态，那么他的生活似乎真的很狭隘，也太缺乏挑战。

如果把勤奋理解为获得伟大成就的先决条件，那么对任何一个承担高风险任务的人而言，它都是最困难的挑战之一，他的行为和表现必须达到极高的、几乎是无法企及的标准，方能被称为勤奋。然而，一些从事医疗工作的人们却做到了，他们的付出是普通人无法想象的。在印度根除脊髓灰质炎（俗称小儿麻痹症）的战役就是一个例证。

## 病魔再现

我们的首个病例是一名 11 个月大的小男孩，他长着一头浓密的黑发，妈妈总是喜欢把他的头发往前梳，这样一来，刘海儿就更能衬托出他圆圆的脸蛋。他们家位于印度南部的卡纳塔克邦，一家人住在栋格珀德拉河流域一个名叫乌帕尔哈拉的村子里。村子三面都被山峰环绕，山上植被很少，怪石嶙峋。村子里没有自来水，而且经常停电。男孩的妈妈不识字，爸爸也只能看懂路标。他们都是农民，和三个孩子一起住在用茅草和泥土搭成的棚草屋里，只有一个房间。不过，孩子们还是被养育得很健壮。每隔一段时间，他们全家就会出去旅行。

2003 年 4 月，一家人去北方旅行探亲。5 月 1 日返回后没多久，男孩开始发热，一阵阵痛苦地恶心呕吐。他的父母带他到邻近的诊所，医生给他打了一支消炎针。两天后，高热退了，不过他还是无法挪动双腿。父母吓得慌了手脚，又带他去找那位医生看，医生诊断不出来，因此把他送到了 60 多公里以外的贝拉里地区医院。日子一天天过去，无力的症状蔓延到男孩的全身，连呼吸也开始变得微弱而吃力，他只能一动不动地平躺在医院的病床上。

地区医院的一名医生按照突发性脊髓灰质炎的标准规程，打电话到邦首府班加罗尔，向那里的世界卫生组织的医疗监督官员汇报情况。接到电话的官员派人采集了男孩的粪便样本，并送往孟买的一个国家级化验室做细菌培养。6 月 24 日，化验结果最终得以反馈。世界卫生组织驻新德里的一名年轻技术官员接到了电话：这是一例被确诊的脊髓灰质炎病例。这种病本来已在印度南部灭绝，现在警报又重新拉响了。

＊　　　　＊　　　　＊　　　　＊

世界卫生组织早在 20 多年前就开始投身于这场战役，誓在全世界范围内消灭脊髓灰质炎。如果成功，这应该算得上人类历史上最辉煌的一项成就。不过，这也只是个大大的"如果"而已。国际组织喜欢发表一些壮志豪言，要为这个星球扫除这样或那样的威胁，可惜几乎总以失败告终。这个世界地域如此广袤，又如此复杂多变，想要高高在上地让它俯首称臣恐怕很难。

从过去到现在，为了消除一些疾病，人类已经做出了不小的努力。1909年，新成立的洛克菲勒基金会（Rockefeller Foundation）启动了第一个全球性根除疾病的计划，他们在 52 个国家使用抗蠕虫药来消灭钩虫病①，结果无济于事。今天，仍然有 10 亿人，即地球总人口的 1/6，感染上了钩虫病。此外，该基金会和美国军方联合发起的黄热病战役耗时 17 年，直到 1932 年，研究人员才发现其病原除了人体还有其他的宿主，例如蚊子，该计划遂被搁置。1955 年，世界卫生组织和联合国儿童基金会发起了一项消灭雅司病的计划。雅司病是一种传染性疾病，患者身上的皮肤会发脓溃烂，产生疼痛。工作人员筛查了 61 个国家的 1.6 亿人口，用青霉素来治疗发现的每一个病例。12 年后，这种临床症状不明显的病菌仍在悄悄地蔓延，该计划只得取消。20 世纪五六十年代，为了消灭疟疾，世界卫生组织和各国政府曾经投入数十亿美元，可时至今日，还是有 3 亿人饱受这种疾病的折磨。

人类唯一成功的是和天花的斗争。那场斗争规模巨大，与和脊髓灰质炎的战役不相上下，不过论及难度，毫无疑问要比后者低。天花发病时有明显的水泡和疱疹，易于迅速分辨。一旦病例出现，可以即刻派遣工作组为患者可能接触过的所有人实施免疫措施。通过这种策略，1979 年天花被成功消灭了。辨别脊髓灰质炎感染的难度则要大得多。在 1 000 个被感染的人当中可能只有一个会麻痹瘫痪，其余人都只会表现出肠胃不适和感冒的症状而已。而且，被感染者的症状减轻之后，传染性仍会持续好几个星期。同时，脊髓灰质炎也不容易被确诊，取得粪便样本、送往化验室直至正确化验出该病菌，整个过程通常要花好几个星期。在一个病例被确诊之前，恐怕已经有更多人受到了感染。因此，脊髓灰质炎的免疫范围要比天花的大很多。更何况，天花只需进行一次预防接种，就能立即发挥保护作用，而脊髓灰质炎的疫苗服用一次未必会生效，小孩腹泻时往往会把口服的疫苗直接排泄出去。所以，在 4～6 周内，必须重复进行一轮免疫接种。两者的区别就好比熄灭一支蜡烛的火苗和扑灭一场森林大火。

---

① 钩虫是一种肠道寄生虫，靠吸食人体内的血液为生。——编者注

尽管存在种种困难，脊髓灰质炎的"战役"还是取得了巨大的进展。西方国家实施了常规的预防接种，因此这种病并不多见。不过，直到20世纪80年代，该病在美国、加拿大和欧洲国家还时有发生，并在世界上的很多地区呈地域性暴发。1988年，超过35万人患有麻痹性脊髓灰质炎，起码7 000人感染了该病毒。然而到2001年，全世界总共只发现了498例。目前，在整个美洲、欧洲、西太平洋地区以及非洲和亚洲的绝大部分地区，该病都未再出现。

如此说来，脊髓灰质炎似乎已经濒临灭绝。然而，自2001年以来的每一年，它都会在亚洲或非洲的某个国家突然暴发一次。病魔越过国界，似乎在向世人咆哮，威胁着卷土重来。2002年，印度成了暴发地，西部地区出现了1 600例。当年，全世界病例的4/5都集中在那里。不过人们确信，疾病已经被隔离在西部城邦的少数地方。接着就是2003年，居住在印度南部的一个男孩被确诊患上脊髓灰质炎，那是近3年来该地区的首个病例。要是疾病从那里蔓延开来，这场战役将会永无止境。

＊　　　　＊　　　　＊　　　　＊

6月25日，收到卡纳塔克邦脊髓灰质炎病例报告不足24小时，世界卫生组织驻新德里办事处的医生和技术官员桑尼尔·巴尔给世界卫生组织、联合国儿童基金会和印度政府的负责人都发了电子邮件。他的职责就是在最短时间内提供最初的情况评估。他在邮件中写道："病例出现在卡纳塔克邦情况一直以来最恶劣的地区。"那里的卫生条件和常规免疫工作很落后，在很久以前就是脊髓灰质炎病例发生最集中的地方。"病毒在该地区扎根传播的风险很高，只能采取迅速、强有力的措施进行大范围'扫荡'。""扫荡"是世界卫生组织内部的叫法，指的是对新发病例周围的所有可能染病的儿童实施免疫。如果在某个地区通过常规免疫接种已经消灭脊髓灰质炎，但又突然出现了新的感染病例，使得疾病有卷土重来的危险，那么就需要进行"扫荡"。为了确保目标人群全部得到接种，也为了降低招募志愿者的难度，"战役"要在 3 天内迅速结束。

桑尼尔·巴尔在邮件中发了一张地图，上面标注了需要实施"扫荡"行动的区域，总面积为 13 平方公里。有一些夏季的假期和节日需要避开，所以政府官员选择 7 月 27 日开始第一轮的免疫接种。第二轮将在一个月后展开。

35 岁的得克萨斯人布赖恩·惠勒是世界卫生组织脊髓灰质炎计划印度地区的首席运营官，他为我介绍了整个行动的流程："印度政府将负责招募医疗工作者和志愿者，并对其编组。这些人要经过培训，学习如何接种疫苗。接下来会给他们安排交通工具，发放疫苗、一次性冷却装置和保持疫苗低温的冰袋。然后，他们会被分派到各处，给每一个 5 岁以下的儿童接种疫苗。如果接种疫苗的人数少于目标人群的 90%（90% 是制止疫情传播的必需比例），行动就算失败。"

我问他："有多少人会参与这次行动？"

他查了查预算表，说："这个计划将会动用 3.7 万名接种人员和 4 万名医疗督导，租用 2 000 台汽车，提供 18 万支一次性疫苗，工作人员要挨家挨户给 420 万儿童接种。时间是 3 天。"

## 脊髓灰质炎治疗史

脊髓灰质炎是一种几乎专门攻击儿童的疾病，超过 80% 的病例出现在 5 岁以下的儿童身上。其致病因子是一种肠道病毒，该病毒只有进入消化系统才能造成感染。一旦病毒侵入内脏，就会占据附近的淋巴结。病毒在淋巴结处迅速繁殖，使感染者产生发热和肠胃不适的症状，然后病毒会通过粪便排出。患者的排泄物可能污染衣物、洗浴设施和饮用水设备，疾病就通过这些途径传播出去。这种病毒在人体外可以存活长达 60 天。

脊髓灰质炎病毒只会感染几种类型的神经细胞，不过只要感染，就会将细胞摧毁。在一些最可怕的病例中，病毒从血流扩散至脑部，摧毁那些主管呼吸和吞咽的细胞。为了存活，患者只能通过导管进食，由机器供氧。不过，最常受到病毒侵袭的神经细胞是脊髓的细胞，它们的功能是控制手臂、双腿和腹部肌肉。很多时候，由于遭到损毁的神经细胞过多，患者的肌肉功能完全丧失，四肢变得瘫软无力。

\*　　　　\*　　　　\*　　　　\*

1955 年，第一种有效的脊髓灰质炎疫苗"乔纳斯·索尔克"（Jonas Salk）开始得到推行。这种疫苗是从被灭活的脊髓灰质炎病毒中提取的，推广前经过了人类历史上最大规模的临床试验，44 万名儿童接受了接种，另外 21 万名被注射的是无效对照剂，还有 100 多万名儿童作为未接种比对样本。5 年后，艾伯特·萨宾（Albert Sabin）发布了一项新疫苗的研究成果。他的疫苗是口服剂，接种起来比索尔克的针剂注射要简单。同样是活性疫苗，新疫苗不仅能够提高服用者的免疫力，还带有轻度的传染性，可以将免疫力传播给未服用的人。他曾在墨西哥托卢卡的一次免疫工作中使用过这种新疫苗，当时这座十几万人口的城市刚暴发脊髓灰质炎。仅仅 4 天，萨宾的工作小组就给当地 80% 的 11 岁以下儿童接种了疫苗，共计 26 000 人，称得上是"闪电行动"。几周之内，脊髓灰质炎就从该城市消失殆尽。

萨宾宣称，这种新疫苗可被用来消灭整个国家甚至全世界范围内的脊髓灰质炎。不过，在当时的西方国家，只有一位领导人认可了他的疫苗，那就是古巴领导人菲德尔·卡斯特罗。1962 年，古巴的国防委员会组织了 82 366 个地区委员会，采用萨宾疫苗，在古巴全国挨家挨户地开展了为期一周的疫苗接种行动。到 1963 年，古巴境内只发现了一例脊髓灰质炎病例。

直到 1985 年，泛美卫生组织（Pan American Health Organization）启动了一项在美洲扫除脊髓灰质炎的计划，萨宾这项了不起的发明才算真正得到了广泛应用。6 年后，秘鲁匹其纳克城的 2 岁男孩路易斯·费尔明·泰诺里奥成了美洲最后一名脊髓灰质炎受害者。

1988 年，世界卫生组织受到该计划不断成功的激励，启动了在全世界范围内灭除脊髓灰质炎的战役。国际扶轮社（Rotary International）提供了 2.5 亿美元给予支持，后来还额外投入了 3.5 亿美元；联合国儿童基金会同意负责在全世界范围内组织疫苗的生产和分配；美国政府将这项计划作为疾控中心的核心工作之一，提供专家支持和相当数量的资金支持。

行动的中心是"全国免疫日"—— 一个国家的所有 5 岁以下儿童一律要在规定的 3 天内接种疫苗。1997 年的一周之内，中国、印度、不丹、孟加拉国、泰国、越南和缅甸的 2.5 亿儿童同时接种了疫苗。最终，"全国免疫日"惠及了全球 5 亿儿童，几乎是全世界人口的 1/10。通过这样的不懈努力，再加上可靠的侦察监督网络，世界卫生组织的这项计划已经将世界范围内脊髓灰质炎的病例减少到过去的 1% 以内。

其实，世界卫生组织并没有任何职权来做这样的工作。它无权告诉各国政府要怎么做事，而且它没有雇用任何接种工作人员，也不负责分配任何疫苗。它只是一家设在日内瓦的小小的行政机构，每年由几百位来自世界各国的代表进行投票，投票结果决定接下来的工作内容，并没有涉及工作方法。在印度这个拥有 10 亿人口的国家，世界卫生组织雇用了 250 名医生，负责在全国各地监控脊髓灰质炎。这个组织一直以来累积下来的实用性资源就只有信息和技术专长而已。我百思不得其解，不明白仅凭这些怎么能够成事，于是亲自去了趟卡纳塔克。

## 一个都不能少

在 3 天的"扫荡"行动中，我跟着潘卡基·巴特纳格尔一起，走遍了卡纳塔克各个地区。潘卡基是国际卫生组织的一名儿科医生，40 多岁年纪，微胖，为人亲切，很好相处，他的任务是监督整个行动是否正常运转。我们在新德里等候去南部的航班时，他告诉我说，这个工作可能很棘手。世界卫生组织为"扫荡"行动调拨了很多资金，儿童基金会提供疫苗，印度扶轮社印制了一些横幅，并负责当地的宣传。不过，这次行动实际的执行人是政府的卫生官员，他们要负责招募数以千计的接种工作者，正确地培训，派往每家每户，但这些政府官员可不受那些组织的管辖。

我们搭乘飞机前往班加罗尔，接着连夜坐了 8 小时的火车到贝拉里。贝拉里是个人潮拥挤、尘土飞扬的城镇，但就当地而言，这里算得上是地区中心了。在一家怪里怪气的小旅馆（这里的生意以观光旅游为主）里，潘卡基和他的组员一起吃了早餐。他们要监督 400 万名儿童的接种工作，可是工作小组里一共只有 4 个人：3 名年轻的医学官员和他自己，因为只有他们才会说名叫"卡纳达"的当地方言。这几个医学官员吃完了早餐的黑绿豆饼和煎饼，然后点燃香烟（好像在印度，半数医生都会抽烟）。这时，潘卡基询问了一下情况。

另外 3 人告诉他，自从第一例病例被发现以后，该区域又出现了 4 例确诊病例，其中一个也是乌帕尔哈拉村的孩子。还有 4 例疑似病例正在等待化验结果。这次"扫荡"行动共有 13 个目标地区，而这些病例中除了一例以外全部出现在贝拉里地区。

"那我们必须集中监察这个地区，"潘卡基说，"眼下，这里是世界上脊髓灰质炎传播最密集的地方。"另一名医学官员列举了一些有关这个地区的数字。他告诉潘卡基，贝拉里地区的人口数是 2 965 459，共有 542 个村庄，9 个市镇。52% 的男性和 74% 的女性都不识字。在地区医院和卫生所工作的只有 99 名医生。他又转而在地图上指着说，病例都集中在斯里古帕周围的村庄，呈三角形分布。斯里古帕距离这里大约 65 公里远，是个贫民窟遍布的小市镇。

潘卡基分配了任务。他自己将负责监督乌帕尔哈拉村、出现确诊病例的斯里格热村和有疑似病例的两个市镇区，此外还有吉特拉杜尔加的一座矿场——它属于一家私人公司，接种工作人员可能很难被允许进入。他让另外 3 人负责其余村庄，并且要求他们在他之后对乌帕尔哈拉村和市镇区再次进行加强性检查。于是大家分头行动。早晨 8 点半，我们俩已经上路了。

＊　　　　＊　　　　＊　　　　＊

我们事先租了一辆四轮驱动的丰田车。嚼着槟榔的司机沿着一条坑坑洼洼的路开了一个小时，才告诉我们车上的电池是坏的。他说，引擎什么时候熄火，我们就什么时候下去推车。潘卡基觉得这事十分滑稽。

车窗外的大地被灼热的太阳炙烤着，群山都是沙漠般的棕褐色。那年一场雨也没下，只有少数有滴灌设备的田地能看得到绿色。我们花了两个小时，行进 50 多公里，才来到斯里格热。村子里到处都是挤挤挨挨的泥墙棚屋，窄窄的巷子里堆放着垃圾，到处都有灰头土脸的孩子们在玩耍。潘卡基让司机把车停在一群杂乱无章的住宅楼旁边。

我们看到每个门上都用粉笔写了一个数字，一个 P，还有一个日期。数字就是为房子编的号码。P 代表着接种人员已经来过，找到住在里面的所有 5 岁以下儿童，并给他们接了种，就在日期标示的那天。潘卡基掏出一沓纸，大步走向其中一间棚屋。他问门口的年轻妇女有几个孩子住在这里。她回答说："一个。"他要求看看那个孩子。女人找到孩子，潘卡基托起他的手，注意到他小指的指甲上有一个黑色的墨水印，接种人员就是通过这个来给已经接种过疫苗的孩子做标记的。"田里还有其他孩子吗？有去亲戚家的孩子吗？""没有。"女人回答。他又问她的小孩之前是否接种过疫苗，她说没有。"听说过镇上出现脊髓灰质炎疫情了吗？""听说过。""在工作人员上门以前，听说过接种小分队要来吗？""没有。"他对她表示感谢，把获得的信息都记在一张表格上，然后才离开。

走访了几户人家后，潘卡基说，到目前为止，工作人员都完成了任务。不过让他头痛的是，村民们都不知道接种人员哪天会来。除了拉起横幅以外（我们进村的时候就看到好几条横幅挂在那儿），工作人员还应该骑着装有扬声器的电动三轮车，播放录音带通知那些不识字的村民。要是没有事先告知，有些人会拒绝让敲门的工作人员进去。

又转了几间棚屋，我们遇到了一支接种小分队，其中一人是社会福利工作者，她穿着双拖鞋，身披蓝色纱丽，发间插着一朵花；另一个要年轻些，是个女大学生志愿者，头上也戴着一朵花，肩上背着储存疫苗的蓝色正方形低温箱。她们正站在一户棚屋前面，棚屋门上的标记不是 P，而是 X，因为这所房子里的女人说他们家有 3 个孩子，不过其中一个不在，所以没能接种。潘卡基让她们把低温箱打开，他检查了一下里面的冰袋。虽然天气很热，但冰袋还没有化开。他又看了看一个个独立的疫苗密封瓶，它们还很新鲜。每个小瓶上都有一个灰白相间的靶形标记，他问她们是否知道这代表什么，她们回答说代表疫苗仍然完好。"那么，疫苗过期的话，标记会变成什么样？"

她们说："里面的白色会变成灰色或黑色。"回答正确。潘卡基继续朝前走。

我们来到村里最近发现病例的那家。得病的是个女孩，18个月大，很安静。她的母亲又怀孕了，还有一个3岁大的男孩一直黏在身边。母亲把那个小女孩放下，让其仰面平躺，好让我们为她检查。小女孩的两条腿都不会动，我能感觉到她的臀部、膝盖和脚踝都没有力量。她患病才4个星期，几乎可以肯定还带有传染性。

潘卡基发现了3个到这家来玩的小孩。他检查了他们的手，发现他们都还没有服用疫苗。

     \*        \*        \*        \*

我们推了那辆四轮驱动车一阵后，终于到达了距离斯里格热村几公里远的初级卫生中心。这是一幢土褐色的混凝土建筑，未经粉刷，有三间房。中心的卫生官员在门口迎接我们。他大约40来岁，穿着熨烫过的宽松西裤和一件带纽扣的短袖衬衫。他是当地唯一受过大学教育的人。看样子他非常期盼我们的到来。他给我们倒了茶，正准备闲聊几句，可是潘卡基直入正题，还没等落座就迫不及待地发问："能给我看看你的基层计划吗？"他指的是由每个地方官员制订的以街区为单位的接种计划，这些计划对整个行动的统筹而言很关键。

这位卫生官员的计划写在一叠破破烂烂的纸上，里面有用记号笔画的地图，还有铅笔画的表格。第一页写着他已经招募了22支两人小分队，每队要负责34 144人的接种工作。潘卡基问："你怎么知道你对人口的估计是准确的？"官员回答说他已经挨家挨户调查过了。在这个地区，各个村庄之间的距离都超过16公里。潘卡基看着地图，问："你怎么给工作地点很远的接种人员派送疫苗？"官员说用汽车。"那你们有多少辆车？""两辆。""是什么车？""一辆是救护车，还有一辆是租来的。""那检查员要怎么去实地考察？"官员迟疑了一下，把计划从头到尾翻了一遍，然后开始沉默，他不知道答案。

潘卡基继续提问："22 个小分队每天需要大概 100 个冰袋，也就是说 3 天一共需要 300 个，为什么你的预算里只有 150 个？"官员解释说，他们每天连夜把冰袋冷冻起来，为第二天做准备，可还是不够。"在哪儿冷冻？"他指给潘卡基看那只大电冰箱。潘卡基打开电冰箱，把温度计拔出来，上面显示的温度高于冰点。官员解释说，那是因为没电了。"出现这种情况，你有什么对策？"他说他有一部发电机，但是当潘卡基要求他带我们看看那部发电机时，他不得不承认那东西并不管用。

从外表看，潘卡基并不属于威严的那一型。他有一头蓬乱、有点儿孩子气的浓密黑发，差不多是中分，有时候还不听话地竖起来；他把手机的来电铃声设置成詹姆斯·邦德 "007" 系列的主题曲；坐车的时候，他一见到猴子就指给我看；他爱讲笑话，喜欢脑袋往后仰着大笑。然而，实地考察的时候，他的举止变得严肃庄重，话也少了很多。他不会指出别人的回答正确与否，他让每个人都提心吊胆。我有股冲动想告诉那位医学官员，他做得已经很不错了，不过潘卡基好像决心不说点什么来打破僵局。

      ✳            ✳            ✳            ✳

斯里古帕有 2 例疑似病例出现。我们在一位本地医生的陪同下，在周边四处走走。这是个人口密集、比较城市化的镇子，镇上的房屋都是混凝土建造的，一幢挨着一幢。房屋没有窗子，都是单坡屋顶，上面覆盖着锈迹斑斑的波纹状金属。大约有 4.3 万人居住在这里。水牛、摩托车、"咩咩"叫的山羊，还有卖水果的小贩占满了狭窄的街道，我们只得在当中挤来挤去。我注意到这里有电，电线从稀疏耸立着的电线杆上垂下，有些房子里传出电视的声音。

我们发现，两例疑似病例同在一个很小的范围里，几个月前才在这个地方冒出来。经过一家一家地询问，潘卡基了解到，这里的孩子几乎都没接种过常规疫苗。有些家庭好像觉得我们形迹可疑，回答我们的提问时极为敷衍，一个字也不肯多说，或者干脆不理我们。

我们还发现了一个被接种人员漏掉的孩子。潘卡基担心还有其他孩子被藏了起来。就在前一年，这里的村民中流行着一种谣言，说印度政府在给他们男孩接种的时候使用了不同的疫苗，服用后会丧失生育能力。后来政府通过实施一项教育计划，并让更多当地人参与到免疫行动中来，这才平息了谣言。不过怀有戒心的绝对还大有人在。

之后，我们随一名本地医生和一支小分队来到一个名叫巴克昆迪的村子。我们来到一户人家，这户人家的女主人身材娇小，容貌秀丽，脚趾上还戴着趾环。一个婴儿被松松地兜在她的髋部，另一个约莫3岁的男孩站在她旁边，直直地盯着我们这一小群人。两个孩子都没有接种，所以潘卡基问她："是否可以允许我们给他们接种疫苗？"她毫不犹豫地说："不行。"她的神色既不愤怒也不害怕。潘卡基问她知不知道附近已经出现了脊髓灰质炎的病例。她说知道，但她仍然不想让孩子接种疫苗。"为什么？"她不肯说。潘卡基说"好吧"，对占用她的时间表示抱歉，然后继续走向下一户。

"就这样放弃了？"我问。

"对。"他说。

那个本地医生落在后面，我们回头的时候，看到他正冲着那位母亲大喊："你是个蠢货吗？你的孩子会变成瘫子！他们会死的！"

这是我唯一一次见到潘卡基发火。他走回去跟那个医生面对面，问道：

"你干吗要大喊大叫？以前她至少还肯听我们说话，但现在怎么样？她一个字也不会再听了。"

医生受到如此直接的指责，十分难堪，于是反唇相讥："她大字也不识一个！根本不知道什么东西对孩子好！"

"那又怎么样？"潘卡基回答，"你大声嚷嚷也没用。要是村民中传开我们强迫他们接种疫苗的谣言，那就更糟糕了。"

"到现在为止，还没有几个人拒绝接种，这就够好的了。"他后来这样跟我说，"一个恶意的流言就可能破坏整个行动。"

## 任重道远

从当地医生到村民，再到走家串户的工作人员，人们经常提出同一个难以回答的问题："为什么要进行这次行动？"大家需要干净的水，因为痢疾每年会夺去50万印度儿童的生命；需要更充足的食物，因为这个国家3岁以下的儿童中有半数都营养不良；需要有效的感染防控体制，这样就既能防止脊髓灰质炎，也能防止其他疾病传播；需要灌溉设备，这样出现个把旱季也不会让农户颗粒无收。人们需要的东西很多，为什么要在这种时候搞这样的计划？周围地区时不时暴发疟疾、肺结核，还有霍乱，可是几年来也没有什么大人物过来看一看，现在不过是冒出一例脊髓灰质炎而已，就如此大动干戈，弄得好像连步兵团都要开进来了似的。究竟是为什么？

对于这个问题，有一些现成的答案。其中之一就是，我们可以兼顾，可以一边扫除脊髓灰质炎，一边在其他方面投入更多努力。可是在现实中，二者是需要权衡的。举例来说，整整一周时间，卡纳塔克邦北部的医生们只能关闭初级卫生所，全力投入脊髓灰质炎的防疫工作。

潘卡基给出的理由似乎更具说服力一些：消除脊髓灰质炎这件事本身就很有意义。在一个村子里，我看到一位村民质问为什么政府和世界卫生组织不为他们解决营养不良的问题。潘卡基回答，他们能做到的只有这么多了。他接着又说："再说，就算你吃不饱饭，通过我们的防疫行动让你不瘫痪在床也绝对没什么坏处吧？"

不论你决心要解决人类面临的哪一桩难题，是失明、癌症还是肾结石，几乎都可以套用这个说法。（"就算你吃不饱饭，肾不疼也绝对没什么坏处吧？"）此外，还有资金的问题。至此，这项计划在全世界范围内已经耗资30亿美元，平均每个病例600多美元。相比之下，印度政府2003年国民医疗健康总预算分摊到每个人头上后只有4美元。一位官员告诉我，就算这项计划真的能够成功，要想彻底消除脊髓灰质炎，可能还要花费2亿美元。而这笔钱要是能被投资在建设符合规范的污水处理系统或是改善基础医疗服务等方面，在将来绝对有可能拯救更多的生命。

况且，谁也不敢打包票说脊髓灰质炎一定能被成功消除。世界卫生组织把目标期限从2000年推后到2002年，后来又延迟到2005年，后来又再次推迟。最近这些年，疫情虽然没有大规模暴发，每年只有几百例，但一直此起彼伏。为了消灭它们，人们已经消耗了越来越多的经费，难免滋生出一些厌烦情绪。印度每年出生的儿童大约有2 400万，这些儿童就是新的潜在受害群体，相当于委内瑞拉全国的总人口。为了跟上形势变化，每年都必须策划一次大规模的行动，为所有5岁以下的儿童免疫接种。而事实是，我们无法对这些花费进行任何成本收益方面的计算，谁也不能保证目前的这些钱都被花在了刀刃上。

尽管存在上述种种负面因素，该计划迄今为止已经预防了大约 500 万例脊髓灰质炎，这本身就是一个重大成就。虽然将这种疾病从世界上彻底扫除是一个宏伟甚至有些不现实的志愿，但它仍不失为一个可行的任务，这也是一个文明社会能够做的对人类未来有益的事情之一。对那些即将来到人世的孩子来说，天花的灭绝是永远的福祉，消灭脊髓灰质炎应该也具有同样的意义吧。

但是，彻底消除骨髓灰质炎意味着我们必须真正地找到并制服最后一个病例。否则，几十万志愿者的辛勤耕耘以及数十亿的金钱投入都将化为泡影。更糟的是，倘若这次行动失败，整个灭除计划的理念就会遭到质疑。

＊ ＊ ＊ ＊

伟大理想的背后是劳心劳力、单调乏味而且充满变数的工作。认真谨慎地关注细节，再加上伟大的抱负，就能有所斩获。我们的行动有理有据，在一些条件比印度还要恶劣很多的国家，比如孟加拉国、卢旺达和津巴布韦等，脊髓灰质炎都已被灭绝。安哥拉在内战期间消灭了脊髓灰质炎；2002 年，阿富汗尚处在战乱期间，坎大哈暴发脊髓灰质炎，世界卫生组织领导的"扫荡"行动成功地阻止了疫情的蔓延；2006 年，该病在尼日利亚北部地区兴风作浪，并时不时越过边境到邻国捣乱，于是又一次"扫荡"行动在那里展开。

潘卡基告诉我，在印度，这样的"扫荡"行动已经有过好几次了。在拉贾斯坦邦的塔尔沙漠，人们骑着骆驼扫荡；在加尔克汉德邦丛林的部落区，大家开着吉普车扫荡；在阿萨姆邦和梅加拉亚邦的洪泛区，工作人员乘坐汽艇扫荡；医务人员甚至还曾经坐着海军巡洋舰到孟加拉湾的偏远岛屿上扫荡。而这次，我们自己在 3 天内行进了大约 1 600 公里，走过了一个又一个城镇。

潘卡基几乎一直在使用手机。根据他提供的信息，一旦有冰袋不够用的危险，邦官员可以安排制冰厂运送冰袋给各小分队；万一某个地区的地方官员严重低估了需要接种的人数，还可以将“扫荡”延期一天。在巴尔昆迪村外 6.5 公里处，我们就突然见到了一片临时工人居住的临时棚屋，这块区域在所有地图上都没有标注。我们为那些孩子检查的时候，却发现每个人的指甲上都有接种过的墨水印。在奇特拉杜尔加县，我们看到矿井都损毁了，不过邦官员早已安排好，让煤矿公司协助接种人员进入矿工居住区。经过一番搜寻，我们在各处发现了几个孩子，他们也都接种过疫苗。

“扫荡”结束时，联合国儿童基金会已经在 13 个地区配发了超过 500 万支新鲜的疫苗；电视、广播和地方报纸也都在不断地宣传这项公众服务行动；印度扶轮会印制并派发了 2.5 万条横幅、6 000 张海报，还有超过 65 万份传单。420 万目标儿童中，有 400 万名儿童成功接种。“扫荡”行动成功！

2005 年，印度只出现了 66 例新发脊髓灰质炎病例。潘卡基和他的同事们相信，他们正在接近最终目标：在印度灭除这种疾病。而要是印度能成功，整个世界也许就有希望。

* * * *

毫无疑问，潘卡基和他的同事们肩负的任务依旧很艰巨。潘卡基说，作为一名儿科医生，他曾经亲眼见过 1 000 多个脊髓灰质炎患儿。开车经过村庄和城镇的时候，他只需看一眼就能分辨出哪个是脊髓灰质炎患者。于是，我开始意识到，他们无处不在：那个乞丐，瘦弱的双腿盘在身下，靠一辆木头手推车往前滚动；那个男人拖着腿在街上走路的样子好像拖着一截木棒；还有那个行人，一条萎缩的胳膊紧紧蜷曲在身侧。

“扫荡”的第二天，我们来到了乌帕尔哈拉，这是卡纳塔克疫情最先暴发的地方。首个病例现在 14 个月大了，上半身很健康，几乎算得上强壮，进行治疗之后没几天，他的呼吸就恢复正常了。不过当他的妈妈把他放到床上俯卧的时候，就能看出他的腿是萎缩的。护士教给这位妈妈一些练习操，让她给孩子做，因此孩子的左腿已经恢复了足够的力气，可以爬行，可右腿还是软绵绵地拖在身后。

村子里的污水池是露天的，路上都是满身污泥的猪和脑袋压在蹄子上、像猫一样蜷着身体打盹的奶牛。我们绕过它们前行，找到在那个男孩之后染病的邻居女孩。她 18 个月大，大大的脸盘显得闷闷不乐，牙齿雪白雪白，头发又短又硬，耳朵上戴着小小的金耳环，穿着件黄棕相间的格子花纹衣裳。她在妈妈的胳膊中扭动着身体，只是双腿垂荡在衣服外面。在阳光下，她的妈妈表情呆滞地站在我们面前，抱着小儿麻痹的孩子。潘卡基轻轻地问她，孩子是否接种过疫苗——因为也许她拿到了疫苗，但并没有给孩子服用。那位母亲说，在女儿生病前几周，一位医疗工作者曾来这里发放过疫苗。但她听其他村民说有孩子服用这个东西以后发热了，所以她拒绝给孩子服用。现在，她的神情里满是深切的悲伤。她盯着地面说，她不明白。

随后，潘卡基继续往前，一家一家地检查接种人员的工作。全部检查完以后，我们离开了。往村外延伸的道路是条红色的土路，牛车在上面留下了一条条车辙，我们的车子就顺着这些车辙"嘎吱嘎吱"地前进。

"如果脊髓灰质炎最终消灭了，你会做什么？"我问潘卡基。

"麻疹还没被消灭呢。"

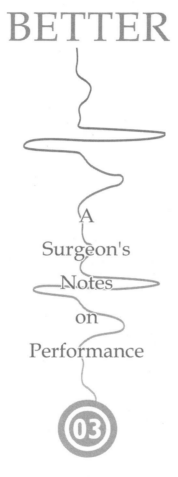

BETTER

A Surgeon's Notes on Performance

**03**

# 战地医生

　　美军的外科医生分析了外伤日志后，发现士兵失明的比例出奇高。士兵们觉得军方配发的护目镜很丑，"看起来就像老农民戴的"。后来，军方顺从民意，改用看起来又酷又帅的威利牌防爆护目镜。士兵眼睛受伤的比例立刻有了明显下降。

阿富汗战争（2001年10月7日）和伊拉克战争（2003年3月20日）爆发后，美国国防部每周二都会在网上更新阿富汗和伊拉克战争中美军的伤亡情况。根据2006年12月8日公布的数据，在战斗中受伤的美军总数为26 586人。其中，2 662人死亡；10 839人重伤，虽然得以保全性命，但无法继续服役；13 085人轻伤，在72小时内返回战场。这些数字充分表明，两场战争中美军医疗人员要承担的救死扶伤的任务是自越南战争以来最繁重的，其压力也是最大的。

2005年9月，美国在伊拉克的阵亡人数达到了2 000人的分界点，这引起了全世界的关注。阵亡人数是衡量战争规模和危险性的一个标准，这就好比可以通过凶杀案犯案率评估一个社区暴力犯罪的规模和危险性一样，只不过两者都不能算是充分的指标。

很少有人认识到，决定士兵生死的不只是敌我双方的武器是否先进，医疗体系也是极其重要的影响因素。举例来说，自20世纪60年代中期以来，美国的凶杀案死亡率已经降低到接近零的程度。然而恶性伤人案件，特别是持枪伤人案在这期间上升到了原来的3倍多。死亡人数减少的关键原因之一就是医院提供了更好的外伤治疗——或许被枪射中的人比从前多了，不过医生能够救活的人也更多了。枪械伤人案的死亡率从1964年的16%降到了现在的 5%。

战场上也经历着相似的变化。虽然武器的火力增强了，但致命性却降低了。美国独立战争期间，美国军人面对的是敌人的刺刀和单发步枪，伤员的死亡率是 42%；第二次世界大战中，敌军使用手榴弹、炸弹、炮弹和机枪攻击，伤员死亡率反而只有 30%；而到了朝鲜战争时，武器的杀伤力肯定更大，伤员死亡率却降到了 25%。

不过，朝鲜战争后的半个世纪里，这个数字一直没有继续下降。越南战争中美军伤亡人数为 153 303 人，其中 47 424 人死亡；到 1990—1991 年的海湾战争时，伤亡 467 人，其中 147 人死亡。伤员死亡率始终保持在 31%，拯救伤者的技术似乎还赶不上制造伤者的技术。

军队迫切希望找到更有效的降低死亡率的方法，因此集中精力发明新的治疗方法和技术成为最有效的途径。20 世纪的进步就是这样来的：第一次世界大战中，人们发明了新的麻醉剂和血管外科手术技术；第二次世界大战中，人们研究出了更好的烧伤治疗和输血方法，发现了青霉素；朝鲜战争期间，抗生素得以大规模应用。美国政府为各种各样的新研究投入了数亿美元，研究范围包括血浆代用品和冻干血浆（没有新鲜血液时可用来输血）、外伤伤口的基因治疗法、中止肺损伤的药物疗法以及监测和传输战场上士兵生命指征的微型设备。

不过，这些研究几乎都尚未成功，也没有在阿富汗战争和伊拉克战争中发挥什么作用，可是伤员死亡率的确出现了显著的、历史性的下降。虽然在现在的一些战争中，士兵的受伤人数比过去的美国独立战争、1812 年的美英战争和美西战争加起来还要多，也比越南战争前 4 年的参战人数多，可死亡人数却大规模减少了。受伤的美国士兵的死亡率仅有 10%。

军队医疗团队是如何取得这样的成绩的？这很值得我们思考。自海湾战争以来，并没有重要的新技术或疗法诞生。此外，医疗人才的供给也相当不足。2005 年，这支在全世界范围内展开军事行动的美国军队中只有大约 120 名现役、200 名后备役的普外科医生，而能够被派遣到战场上的最多只有 30 ～ 50 名普外科医生以及 10 ～ 15 名整形外科医生，他们要负责支援在伊拉克作战的 13 000 ～ 15 000 名美国士兵。而且，这些医生和他们的医疗小组自身也可能命丧战场。

2004 年秋天，我受邀参加"战时巡诊"，来到位于华盛顿的沃尔特·里德军事医疗中心，这才对战争伤亡的规模有了一些新的认识。每周四，那里的外科医生都要与巴格达的战地医生召开电话会议，讨论华盛顿收到的美军伤亡报告。我到的那天，大家讨论的病例包括：1 例枪伤、1 例反坦克地雷炸伤、1 例手榴弹炸伤、3 例火箭推进榴弹炸伤、4 例迫击炮炸伤、8 例简易爆炸装置炸伤以及 7 例无明显原因的受伤。受伤士兵的年龄全都不超过 25 岁。其中，伤势最轻的士兵只有 19 岁，一颗地雷完全爆炸，炸穿了他的面部和颈部。一个士兵失去了部分手臂，还有一个被大规模爆炸炸掉了整条右腿和膝盖以下的左腿，骨盆处还有一个开放性伤口。一个受到枪击的士兵伤在左肾和结肠，另一个伤在腋下，需要实施腋下动静脉再造手术。还有一个脾脏破损、头皮撕裂、彻底舌撕裂。这些都是十分严重可怕的伤势，然而，他们的性命都被保住了。

\*　　　　\*　　　　\*　　　　\*

如果说问题的答案不在于新的技术，那么与军队医生们的专业技能似乎也没什么关系。42 岁的乔治·皮珀斯是一位外科肿瘤专家，我在医院做外科实习生的时候，他是总住院医生。2001 年 10 月，他率领他的外科小组进驻阿富汗，服役一段时间之后返回，随即又于 2003 年 3 月被派往伊拉克，跟随地面部队从科威特穿越沙漠进入巴格达。

他曾就读于美国西点军校和约翰斯·霍普金斯大学医学院，在波士顿布莱汉姆女子医院外科住院部实习，后来又到休斯敦的安德森癌症中心做癌症外科研究员。他最终完成职业训练以后，需要在军队服役 18 年。我本人和认识他的任何人都不曾听到他对此义务有过怨言。

1998 年，他被分配到沃尔特·里德军事医疗中心，很快成为那里的外科肿瘤主治医生。皮珀斯以 3 件事闻名：镇定、聪明（在学习结束前，他就已经发表了 17 篇论文，都是关于乳腺癌疫苗方面研究工作的）以及在医生实习期间和妻子养育了 5 个孩子。外伤手术并不是他的特长，在被调配到战场之前，他从未见过枪伤，甚至从未见任何与伊拉克战场上的伤情相似的外伤。在沃尔特·里德军事医疗中心，他的工作也以乳腺手术为主。然而，在伊拉克，他和他的医疗小组却成功地拯救了那么多伤者，把死亡率降到了历史新低。

"你是怎么做到的？"我问他，也问他的同事，每次见到曾在战地医疗小组工作过的人，我都会这么问。根据他们的描述，我发现，他们一直在默默地努力做一些事情：从实践中总结方法，研究如何将已掌握的知识和技术更好地应用于实践。而我们这些民用医疗工作者在这方面做得并不怎么样，顶多称得上时好时坏。这些医生对我谈到的其实都是一些简单的、几乎算是平庸的改进方法，而这些却在战场上产生了巨大的作用。

## 战场医疗新体系

举例来说，其中一项改进方法与防弹衣有关。防弹衣自 20 世纪 70 年代末起就已经为人们所熟知，不是什么新发明。80 年代初，城镇警察机关开始配备防弹衣，美国军队则是在海湾战争期间开始的。一件约为 7.26 千克重的防弹衣可以保护一个人身体的核心部位，如心脏、肺和腹部器官免受爆炸和刺伤，但是战地医生们发现，受伤的士兵被送到医疗机构时身上都没有防弹衣。他们根本没穿！因此，上级下达命令，要求所有士兵始终穿着防弹衣，无论他们怎么抱怨防弹衣很热、很重或是很不舒服。当士兵们开始养成穿防弹衣的习惯时，战场上的死亡率立刻就降了下来。

与之类似，通过更加细致的研究运作系统，这些医生还得出了另一个关键性的发现。军方的伯顿研究所的外科医生罗纳德·贝拉米上校对越南战争的数据进行分析，发现利用直升机撤离伤员可以节约将其运输到医院的时间。在第二次世界大战中，这个过程平均用时超过 11 小时，而使用直升机可以将时间减少到 1 小时以内。如果伤兵能及时接受手术治疗，死亡率会降到 3%，然而在越南战争中，士兵的总体死亡率为 31%，这是因为在 1 小时以内把伤兵运送到手术地点还是不够快。民用医疗中有所谓的"黄金 1 小时"，即如果在 1 小时内开始治疗，绝大多数外伤患者都能被抢救过来。但是，战场上的伤势，尤其是失血情况要严重得多，贝拉米提出，受伤的士兵只有"黄金 5 分钟"而已。有了防弹衣，可以稍稍延长一下救治时间。不过，近年来军队强调轻装、快速行进，其移动速度要比补给线和医疗队快得多，这样一来，把伤员撤离到医疗救治点就更加困难也更加费时，这直接导致他们面临伤势恶化甚至死亡的危险。

于是，军队转而采取一种曾在第二次世界大战期间个别应用过的方法：前线外科手术小组。这些小组的规模很小，仅由 20 名成员组成：3 名外科医生、1 名整形外科医生、2 名护理麻醉师、3 名护士，再加上军医和其他协助人手。在阿富汗和伊拉克，他们乘坐 6 辆悍马军车尾随部队，直接上到战场。他们携带 3 顶可快速组装的轻型帐篷，将其相连可组成一间约 84 平方米大小的医疗室。对伤者实施即时抢救和手术的用品分别装在 5 个背囊里——重症监护背囊、外科手术背囊、麻醉背囊、普通外科背囊和整形外科背囊，里面有消毒器具、麻醉设备、药品、消毒铺单、白大褂、导管和一部可以用一滴血测量出血常规和血压的手持式设备。小组还带有小型超声波仪器、便携式监控器、转送专用呼吸机、可提供 50% 纯度氧气的氧气浓缩机、20 袋输血袋以及 6 台折叠担架。所有这些都是普通医疗设备。还有很多在正常情况下很有帮助的仪器，诸如血管造影设备、X 线设备等，小组都不得不舍弃。（因此，整形外科医生不得不通过触摸来寻找骨折的位置。）在行军过程中，他们能够在 1 小时之内搭建出一个功能齐全的医院，里面设有 2 张手术台和 4 张配有呼吸机的术后恢复床位。

     \*         \*         \*         \*

皮珀斯率领的是第 274 前线外科手术小组，他们跟随部队一起，在入侵伊拉克期间行进了 1 700 多公里。小组先是辗转纳西里耶、纳杰夫和卡尔巴拉，接着一路进入南部沙漠，然后到北部的摩苏尔，最后抵达巴格达。据医疗日志记载，在最初几个星期内，该小组共救治了 132 名美国伤员和 74 名伊拉克伤员（其中，士兵 22 人、平民 52 人）。有几天他们过得很安宁，但其余时间成员们都忙得喘不过气。有一天，在纳西里耶，他们收治了 10 名重伤员，其中一人右下肢被榴霰弹炸伤，一人的小肠和肝脏都中了枪，一人胆囊、肝脏和横结肠中枪，一人颈部、胸口和后背都被榴霰弹击伤，一人直肠被枪打穿，还有两人四肢受枪伤。第二天，又有 15 名伤员送到。

皮珀斯给我描述了新体系如何彻底改变了他们救治伤员的方式。伤员一旦被送来，他们就实施标准的进展性创伤生命维持规程，这也是所有非军事创伤治疗需要遵守的操作规范。由于穿透性伤口的比例很高——战场上的伤员中 80% 都是枪伤、榴霰弹伤或是爆炸伤，比起普通的创伤，他们需要进行救生手术处理的频率要高得多。由于物资供给有限，他们只能为伤员提供短时间的手术治疗，以及不超过 6 小时的术后重症特护。所以，小组成员把治疗重点放在控制损害而不是最终修复上。他们用纱布垫包扎肝脏的伤口以止血，在出血的动脉里放入暂时性的塑胶管以避免血液从破口处大量涌出，暂时地钉住穿孔的肠道，清洗伤口的污物。总之，要采取一切必要措施来防止细菌感染和大量出血。他们会尽量把手术时间控制在 2 小时以内。稳定伤情之后，伤员往往还处于麻醉状态，戴着呼吸机，腹部伤口包扎着纱布、尚未缝合，肠道也没有连接好，血管还需修补，这时候他们会立刻被转送到上一级的医疗单位接受治疗。

他们的上级医疗单位是两家野战支援医院，分别处在 4 个方位，每家医院各有 248 个床位、6 张手术台、一些专业手术设施以及 X 线机和化验器材。它们也是流动医院，通过航空、拖车或轮船运输组件，24 ～ 48 小时以内就能完全投入使用。即使到了这一级，治疗的目的也不一定是最终修复。伤员在这里停留的时间最长，为 3 天。需要更长时间才能实现救治目标的美军伤员会被转送到所谓的第四级医院，一家设在科威特，一家在西班牙的罗塔，不过最大的一家在德国的兰德斯图尔。那些预计需要接受 30 天以上治疗的伤员将被运送回国，主要在沃尔特·里德军事医疗中心或得克萨斯州圣安东尼奥的布鲁克陆军医学中心接受治疗。伊拉克俘虏和平民则留在野战医院等候康复。

＊　　　　＊　　　　＊　　　　＊

对医生们来说，这套体系需要一段时间才能适应。起初，每一级的外科医生都想留住自己的病人，他们相信自己能够为病人提供最终治疗，或是不信任接下去的医生能够完成任务。（"不相信任何人"，这是我们每个人在接受外科训练时都要学习的一句箴言，在职业生涯中全靠它来警示自己。）根据沃尔特·里德军事医疗中心的数据统计，战争刚开始的几个月，那些伤势最为严重、很明显必须延长治疗时间并进行重症监护的伤员，平均要经过 8 天才能从战地抵达国内的医疗机构。可是随着医生们逐渐接受新的理念，这个时间减少到不足 4 天( 在越南战争时要费时 45 天之久 )。这套体系奏效了。

我曾在华盛顿见到一名空军士兵。2004 年 9 月 11 日，他在巴拉德空军基地外遭到迫击炮袭击，仅仅 36 小时后，他就躺到了沃尔特·里德军事医疗中心的一张手术台上。当时他双侧大腿受创，腹部受伤，右手被榴霰弹击中，面部也受了伤，从战场上当即被送往附近位于巴拉德的第 31 野战医院。在那里，医生为他控制住了失血，开始静脉输液和输血，并实施了环状刀大腿截肢和初步的腹部手术。另外，因为发现了一段结肠破裂，还给他做了结肠造口术。他的腹部没有缝合，开口处缝了一块明显的塑胶覆盖物，衣服上贴了一张便条，详细说明外科医生曾经做过些什么。接着，他被一支危重伤员运输队护送到兰德斯图尔。到了德国，军队外科医生判定他即使能够康复，也需要 30 天以上的时间。于是，他们为他迅速实施了一些后续的抢救措施，进一步清洗伤口，随后将其送往沃尔特·里德军事医疗中心。在那里，经过几周的重症监护和多次修复手术，他活了下来。这一系列的救治行动堪称史无前例，结果也空前成功。在之前的战争中，像这样的伤员是不可能被救活的。

虽然死亡率很低，但战斗人员付出的代价依然巨大。那位空军战士的一条腿在膝盖上部被截去，还失去了另外的整条腿、右手和部分面部。在这样的情况下，他要怎么生存和活动还是个尚未解决的问题。由于腹部的伤势，他不能自行下床或坐上轮椅。只剩一只手，他也不能独立完成排泄。帮助伤势如此严重的人康复，是我们从未面临过的难题。要怎样做才能让他们觉得生活有意义？我们才刚刚开始学习。

\*　　　　　\*　　　　　\*　　　　　\*

2004 年 4 月 4 日，在 4 名私人军事承包商在巴格达西面的法鲁加被杀害并戮尸示众之后，美军 3 个海军营发动了一轮猛烈进攻，要从盘踞在那里的 1.5 万～2 万名武装分子手中夺取该城市。经过 5 天的激烈交战，在伊拉克当局的抗议下，白宫命令部队撤退。7 个月之后，11 月 9 日，海军又展开了第二轮进攻。4 个海军营和 2 个陆军机械化步兵营共计约 1.2 万士兵，与藏匿在城里 200 座清真寺和 5 万幢建筑物内的狙击手和武装分子展开巷战。虽然夺回该城实际上只用了大约一周，但后来战斗持续了好几个星期。在这两轮进攻法鲁加的战役中，美军伤亡人数超过 1 100 人，武装分子的情况尚不明确。这么多伤员急需救治，而邻近地区只有不足 20 名外科医生，被派驻到伊拉克的神经外科医生总共只有 2 名。海军和陆军前线的外科手术小组收治了部分伤员，可是很快就不堪重负。剩下的伤员被时速 322 公里的黑鹰救援直升机直接送到各野战医院，其中一半都进入了巴格达的第 31 野战医院。

当时，迈克尔·墨菲正以一名后备役军人的身份在那里服役。他是一名血管病外科医生，来自北卡罗来纳州，曾和我一起在波士顿训练过，2004年 6 月与陆军后备队签约后加入后备役。10 月，他接到了从中央司令部打来的电话。"我离开达勒姆时是一个周日。一周后，我已经加入一支护卫队，佩戴 M9 手枪在伊拉克的爱尔兰公路上行军，却止不住对自己身处的境况感到惶恐。"后来他这么告诉我。

一抵达第 31 野战医院，手里的包还没来得及放下，他就被送进手术室抢救一名腹部被榴霰弹炸伤、失去双腿、一只手臂血流如注的士兵。墨菲以前从未见过伤势如此严重的病人。那些医生、护士和军医把他抬进来的时候就像是在搬动一只浑身湿漉漉的小狗崽。在那里，他体验到了从未有过的团队合作。他说："刚开始，对于要不要切除伤员的某个器官，我会踌躇犹豫好久。短短两个星期之后，我居然觉得这是我做外科医生以来感觉最畅快的时候。"

法鲁加的 11 月战役被军方命名为"鬼怪暴怒行动"，由于伤员众多，野战医院的工作人员承受了极大的压力，几近崩溃。墨菲说："每隔 2 小时，就有一批伤员被送来，5 个，10 个，有时甚至是 15 个。"野战医院的急诊室有 25 张床位，另有 5 张手术台、1 个重症监护组，看起来似乎远远不足以应对当时的情况，可是他们成功做到了。最重的伤员从一进来就由外科医生和急诊医生负责，轻伤员则被交给家庭医生、儿科医生甚至是眼科医生来稳定伤势，这时候不管什么专业，只要是医生都得上。

手术室里的外科手术小组只为伤员实施了损伤控制手术，然后就让他们离开了手术台。美军伤员的情况一旦稳定，就会撤离到兰德斯图尔。伊拉克人占伤员总数的 1/3，如果是平民或安全部队的士兵，就要留在野战医院，直到伊拉克当地医院有床位为止。倘若是武装分子，等他们的伤势恢复到一定程度，就会被送往监狱。墨菲说，最繁忙的时候，他和同事们曾连续工作 48 小时，不定期会有几次不超过半小时的休息时间，他们会抓紧时间睡一会儿，然后接着再工作 48 小时。

"鬼怪暴怒行动"的前 6 天里，就有 609 名美国士兵受伤。尽管如此，医疗团队还是把总体的死亡率控制在 10% 以内。在两次战役中受伤的 1 100 名士兵里，只有 104 人不治身亡。这是令人震惊的成就，唯有凭借难以想象的毅力和勤奋才有可能做到。比如说，没有那份毅力和勤奋，外界根本无法得知有关法鲁加伤员的统计数据。医疗小组不顾混乱的环境和自身的疲惫，一丝不苟地填写了描述伤员伤势和预后的日志。在第 31 野战医院，有 3 位高级医生负责收集数据，针对每一位伤员都要录入超过 75 条信息，这样做是为了便于稍后对士兵受伤的规律以及治疗措施的有效性进行分析。墨菲回忆："我们有一间小小的医生办公室，里面配备了 2 台电脑，我记得夜深人静的时候，有时甚至是清晨，还能看到这些伙计在输入数据。"

我们这些在国内工作的医生却很少做这样的跟踪监测工作。要是问一家典型的美国医院的外科医生最近 6 个月外科手术的死亡率和并发症率是多少，恐怕对方根本回答不上来。没有哪家机构要求旗下的医生收集这些信息。我很想辩解说，医生们也根本没这个时间。可后来我想到了巴格达的医生们深夜里坐在电脑前的场景，他们知道分析的结果十分重要，所以废寝忘食地收集着那些数据。他们深刻地了解，唯有像这样关注工作中的每一个细节，才有机会做到更好。当然，如此关注细节的不只有他们，还有为了在全世界消灭脊髓灰质炎而奋斗的世界卫生组织的医生们，以及努力杜绝医院内感染的匹兹堡退伍军人医院的工作者们。

## 前路多艰

随着战争的继续，医疗小组不得不面对无数难以预料的困境。战争持续的时间远远超出预期，伤员的数量与日俱增，而且伤情的特征也不断发生着变化。事实证明，那些熬夜输入的数据起到了至关重要的作用。例如，有外科医生分析外伤日志后，发现眼部受伤的发生率很高。早先，上级已经下令让士兵们佩戴护目镜，但他们显然不愿意照做，因为发放的护目镜样式过于土气。一个士兵这么形容说："戴上那玩意儿，看上去就像个佛罗里达的老农民。"于是，军事部门不得不追随时尚的潮流，给士兵们更换了外形更酷的威利牌防爆太阳镜。自此，眼伤的发生率显著下降。

军队医生还发现被自杀式炸弹、地雷和其他简易爆炸装置炸伤的伤员数量逐渐增加，而且这种伤势特别难治疗。简易爆炸装置往往会同时造成穿透伤、钝器伤和烧伤。榴霰弹里不但含有钉子、螺栓之类的金属物，还会有尘土、衣料甚至袭击者的骨头。而遭到简易爆炸装置袭击以后，受害人身上的伤口虽然看似不起眼，但因为数量极多，可能会使人因流血过多而死亡。根据这些情况，军队更新了士兵急救箱里的物品，补充了应急绷带——一旦受伤，可以当作止血带缠在伤口上，而且用单手就可以把它扯下来；还给士兵们发放了一种新型的绷带，内含一种能让血液更快凝结的药物。接收到爆炸受害者后，外科手术小组会先用纱布包扎好所有的出血点，然后再开始实施腹部手术或其他治疗措施。而且，他们还开始把冲洗伤口作为固定程序，以确保彻底去除可能导致感染的残余物。

不过，军队的医生们也不是每次都能找出解决办法。日志记录显示，还有很多问题至今都没获得满意的解答。譬如，在伊拉克战争早期，防弹衣对防止躯干受伤效果显著。可到了后期，外科医生们发现，简易爆炸装置给人造成的爆炸伤面积很大，向上可延伸入头盔，向内可穿透腋下的防弹衣。爆炸伤还会造成数量空前的肢体损毁伤，也就是四肢的软组织、骨骼损伤，往往还包括血管的损伤。这些伤害都极具破坏性，还有可能致命。对整形外科医生来说，要不要给伤员截肢是最困难的决定。军队外科医生过去总是参照普通外伤标准来做出选择，可是对手术结果的分析显示，那些标准并不适用于当下的战争环境。原因可能是这里的肢体损伤程度更高，还经常与其他器官的伤势一并发生。因此，虽然医生们的初衷是想尽力保住伤者的肢体，但结果往往会导致失血、坏疽和败血症，反而使他们的生命受到威胁。

后期并发症也是一个巨大的难题。举个例子，外科医生们逐渐发现肺栓塞和下肢血栓的发生率高得惊人，这可能是因为肢体损伤非常严重，而且伤员此前经过了长途运输。数据显示，被送到沃尔特·里德军事医疗中心的伤员中，有5%的人出现了肺栓塞，其中2人因此死亡。对此尚无明确可行的解决措施。伤员刚受伤不久，需要多方面的治疗，这时为了解决栓塞问题使用抗凝血剂恐怕是不明智的。

另外，还有一个令人难以理解的现象。在伊拉克受伤的士兵中还传播着一种具有多重抗药性的鲍曼不动杆菌，而从阿富汗战场被送回来的士兵中似乎不存在这种情况。这种病菌的抗药性究竟是由抗生素的使用造成的，还是已然存在于驻伊部队的群体之中，不得而知。不管是何种原因，2004 年，沃尔特·里德军事医疗中心接收的 442 名伤员中有 37 人（即 8.4%）感染了鲍曼不动杆菌，该比例较之前高出很多。细菌会感染士兵身上的伤口和假体 ①，而且至少还能再传染其他 3 名医院病患。后来，来自伊拉克的撤退伤员一到达，就会被隔离并监测是否携带病菌。沃尔特·里德军事医疗中心也不得不投入更多的人力、物力，保证卫生工作人员更好地清洁双手。

﹡    ﹡    ﹡    ﹡

上述这些都还只是医学上的困难，战争形式的变化同样会带来其他一些亟待解决的困难。随着战争从最初的闪电性、高机动化的军事行动转化为更为持久的驻守行动，野战医院必须做出调整，将设施固定化。比如，在巴格达，医疗工作人员迁入了绿区的伊本·西那医院。调整之后，越来越多的伊拉克平民前来就诊，但关于是否应当为他们提供医疗服务，上级并没有给出具体的指导方针。有些医院拒绝诊治平民，因为害怕有自杀式炸弹袭击者混迹其中；有些医院同意接诊伊拉克病人，但很快就发现人数太多，医院的资源根本无法承受，特别是小儿科，相关人手和医疗供给实在有限。

医院要求额外增派人手，并补充各种物资。然而，由于军队的医疗需求提高，后方人手供应更加紧张。同时，医疗人员对签约服兵役的兴趣急转直下。根据军方的统计，2004 年，除了墨菲以外，只有 14 名外科医生加入预备役，人手严重不足。当时，军队里的泌尿科医生、整形医生和心胸外科医生都被叫来承担部分普外科医生的工作。国防部宣称只要加强经济报酬方面的激励，就能吸引更多的医学专业人士。可惜这个策略没能成功。那份酬劳

---

① 一种替代人体某个肢体、器官或组织的医疗器械和导管。——译者注

从来都没什么竞争力，再加上极有可能要离开家人到海外服役，以及工作本身的危险性质，根本不足以激起人们入伍的热情。到 2005 年，阿富汗和伊拉克战争持续的时间比美国参与第二次世界大战的时间还长。不仅如此，历史上任何一场未经过征兵的战争都不曾如此持久。缺乏新生力量的补充，国家军事外科手术团队要想保持出色的成绩是极度困难的。

然而，他们做到了。到 2006 年末，医疗团队依然能够挽救 90% 的前线伤员的生命。这是个令人难以置信的数字。军队的医生们仍在不断改进治疗伤员的策略。他们专心致志地从实践中总结科学，而不是坐等新发明的出现；他们在极其艰苦的条件下表现出了个人牺牲精神。这就是他们成功的秘诀。

这里特别有必要提到一位名叫马克·泰勒的外科医生。他本人曾获得军事装备人才奖学金，并进入乔治·华盛顿大学医学院学习。几年之后，为了履行奖学金规定的义务，他于 2001 年开始服役，在北卡罗来纳州的福特·布拉格·沃麦克陆军医疗中心担任普外科医生。和很多医生一样，他两次被派往伊拉克，第一次是从 2003 年 2 月到 5 月，第二次是从 2003 年 8 月到次年年初，隶属第 782 前线外科手术小组。2004 年 3 月 20 日，距离他返乡还有 4 天，在法鲁加城外，这位年仅 41 岁的外科医生走出营房，想要给家人打一通电话，却不幸被一发榴弹击中。尽管队友竭尽全力抢救，还是没能挽救回他的生命。这是在伊拉克战场上，第一次有医生付出如此沉痛的代价。

# BETTER

A

Surgeon's

Notes

on

Performance

第二部分

正直

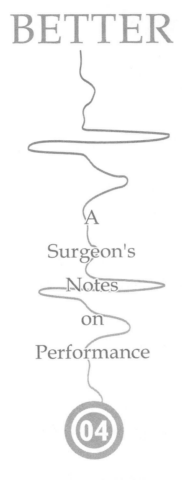

BETTER

A
Surgeon's
Notes
on
Performance

04

## 医疗中的性骚扰

　　诊断胆结石时，如果病人穿着衬衫，只要下摆拉起来、露出肚子让我检查就还好办；万一遇到穿紧身裤或连衣裙的，就得把裙子拉到脖子下方，紧身裤脱到膝盖以下，这会让我们两个都很尴尬，恨不得钻进地洞里。

**20**01 年，有一部以塔利班政权控制下的阿富汗为背景拍摄的影片，片名为《坎大哈》（*Kandahar*）。当中有一幕构思巧妙、生动有趣的场景，是一位男医生被请去给一位女病人看病。他们之间被一块黑黑的毛毯样的屏障隔开。屏障后面，女人从头到脚都被长袍遮得严严实实。两个人都不直接跟对方讲话，由病人看上去大概 6 岁大的儿子充当传话筒。他对医生说："她觉得肚子疼。"

"她有没有呕吐？"医生问。

"你有没有呕吐？"男孩问。

"没有。"女人回答。她的声音听得清清楚楚，但医生却好像没有听见一样等在那里。

"没有。"男孩向医生转述。

为了方便检查，屏障上开了一个 5 厘米大小的圆孔。医生对男孩说："叫她站得近一点。"男孩照样传话。她把嘴对准开孔处，医生通过圆孔看了看口腔内部。他又说："让她把眼睛对着洞口。"检查就这样进行着。很显然，这样做是为了符合庄重得体的要求。

## 明确规范的缺失

我开始在外科看诊的时候，一点儿也不清楚给病人做检查应该遵守什么样的规范。关于这方面，美国没有明确的行为准则，人们对我们的预期很模糊，就连提出这个话题也可能显得十分冒昧。身体检查是非常隐私的事情，医生对待裸体的方式，尤其是男医生和女病人之间，不可避免地要牵涉伦理和信任的问题。

目前，好像也没有人找到理想的方法。一位伊拉克医生在向我谈起他们国家的身体检查时说，必要的时候，他会毫不犹豫地为女性病人做检查，但一般情况下，假如医生和病人是异性，就不能单独相处，否则一定会引起他人的怀疑，所以往往会有一位家庭成员陪同检查。女性患者一般不用脱去衣服或是换成体检用的长袍，而是每次只露出身体的一小部分即可。他说，检查女性患者时，他们很少会要求护士在一旁陪同，因为如果医生是女性，就没有必要请护士来；而要是男医生，一定会有家属在旁边，以防止有什么不体面的事情发生。

据我遇到的一位委内瑞拉医生说，在他们那里，女性患者在做乳房或盆腔检查时，不管医生是男性还是女性，都会找一位陪诊。那位医生说："那样的话就不会产生误会。"不过，这位陪诊必须是医学专业人士。所以在检查的时候，病人家属会被请到检查室外面，并让一位女护士进去。倘若当时找不到陪诊，或是病人拒绝让陪诊陪同，检查就不会进行下去。

一位来自乌克兰基辅的内科医生告诉我，她从未听说过什么陪诊。我还得向她解释陪诊到底是做什么的。她说，她在医生办公室为病人看病的时候，都会要求病人家属离开。病人和医生都穿着属于自己的制服，病人的是白色体检袍，医生的则是白色外套。双方始终以姓氏互相称呼。整个检查过程从头到尾不会有任何不恰当的举动。她相信，这些做法足以巩固病人的信任，并可以避免病人对诊疗过程中医生的行为产生任何曲解。

这么看来，医生们还是有一定选择余地的。

    \*        \*        \*        \*

2003 年 10 月，我在办公室门口张贴出了自己的门诊时间表，很快，第一位病人就上门来了。我意识到，这是我第一次真正与病人独处，没有主治医生坐在一旁指导或随时准备进来指导，也没有行色匆匆的急诊室工作人员在布帘的另一边忙碌，只有一位病人和我。我想我们得坐下来，得谈点儿什么，我得询问对方为什么来我这里看病，过去有什么身体问题，进行过哪些治疗，还要问他的家族史和社交情况。接着就到了检查的时间了。

我必须承认，的确会出现一些不雅的情形。我对体检袍抱有一种本能的反感。在我们医院，有的体检袍是布质的，有的是纸质的，全都又薄又透，一点儿也不合身，好像设计出来就是为了让病人穿上以后既不能遮羞也不能避寒。于是我决定，为了给我的病人保留一份尊严，就让他们穿着日常服饰进行检查。比如一个胆结石病人穿了一件衬衫，让她解开下摆的扣子就可以做腹部检查，这办法很好。不过后来我遇到一位病人穿着紧身裤袜和连衣裙来看病，我记得当时我让她把裙子从下往上卷到脖子的位置，裤袜褪到膝盖处，可在这个过程中我们双方都很郁闷。见鬼，这到底是在干什么呢？！检查病人的乳房肿块时，理论上，只需被检查的女性解开乳罩、掀起或解开衬衫即可，可实际操作起来就是感觉怪怪的。就算只是检查脉搏也会有问题。检查股动脉脉搏的时候，病人的裤腿一般都卷不到那么高的位置，因为股动脉要在腹股沟处才触摸得到。那就只好把裤子褪到脚面上，可是，脱下外面的裤子，还有……还是算了吧。到最后，我还是继续让病人换上那该死的体检袍。

但是，我叫男性患者穿体检袍的次数远不如女性患者那么多。我有一个朋友，她是个泌尿科医生，我问过她在做生殖器或直肠检查的时候会不会叫男性患者换上体检袍。她说："不会，我们都只会让他们拉开裤链，把裤子脱下来。"

至于是否找一位陪诊跟女性患者一起，我还没有一个确定的想法。我发现我给病人做盆腔检查的时候总是会叫一名女医疗助理进来，但做乳房检查时一般就不会。碰到直肠检查，有时候会叫，有时候又不叫，毫无章法可循。

我调查了同事们的做法，答案五花八门。很多人说，只要是盆腔和直肠检查——"任何腰部以下的检查"，他们都会请陪诊参加，但乳房检查就很少；其他人在做乳房和盆腔检查的时候会叫陪诊到场，但直肠检查不会；还有一些人根本不请陪诊。确实，我与一位妇产科医生议论这件事的时候，他说据他估计，在他的科室里，大约一半的男性医生一般都不会叫陪诊到场。他本人就很讨厌"陪诊"这个词，因为它意味着对医生的不信任，不过他提出，做盆腔和乳房检查时可以叫上一位"助理"。但是，他补充道，在初次检查过后，他的病人几乎都认为助理没有必要在场。倘若病人希望自己的姐妹、男友或者母亲在自己检查的时候留在身边，他也不会反对。不过万一双方出现争议，他可从不幻想陪护的病人家属会不指控他行为不端，因此有时他会根据自己对病人的判断来决定是否有必要请一位护士来做见证人。

*　　　　*　　　　*　　　　*

我们的一位住院医生曾在伦敦接受过一个阶段的训练，回国后，他对于在这里居然可以有多种选择，觉得十分奇怪。他对我说："在英国，我绝不会在没有护士在场的情况下检查女性的腹部。结果到了这里的急诊室，需要给女病人检查直肠或观察腹股沟淋巴结时，我要求找一名护士来，他们却认为我疯了。他们跟我说：'你就直接进去，做你该做的事。'在英国，如果你给病人尤其是年轻女性做乳房或直肠检查，哪怕只是测一下股动脉脉搏，也一定要有陪诊在场，否则，你绝对就是个自找麻烦的傻瓜。根本无须多费周章，只要一个病人投诉'我来是为了看脚疼，可那个医生却开始对着我的腹股沟上下其手'，你就会以性骚扰的罪名被调查，连执照也会被暂时吊销。"

英国制定的医疗检查准则十分严格。英国医学总会（The General Medical Council）、皇家内科医生学会（The Royal College of Physicians）和皇家妇产科医生学会（The Royal College of Obstetricians and Gynaecologists）明确规定，病人接受任何一项"私密性检查"（与乳房、生殖器或直肠相关的检查）时，无论病人和医生各为何种性别，医生都必须主动提供适当性别的陪诊人。男性医生为女性患者做私密性检查时，陪诊人必须在场，且陪诊人应当是医疗团队中的女性成员，她的名字应当被记录在案。如果病人拒绝陪诊人陪伴，而检查并非十分紧急，那就应当将检查推迟，直到有女性医生可以为病人检查为止。

在美国，没有类似的指导方针，病人也并不清楚应该要求我们怎么做。当然，最基本的准则还是有的。美国联邦医药协会（The Federation of State Medical Boards）明文规定：出于医疗以外的目的碰触病人的胸部或生殖器就是性侵犯，是违法行为，应受处罚；与病人进行口腔接触、诱使病人当面手淫、用医疗服务换取性利益同属性侵犯之列；向病人提出约会要求、批评病人的性取向、针对病人身体或着装发表任何跟性有关的评论，以及主动讨论自己的性经历或性幻想等行为都是性方面的失当行为，这些行为虽然不涉及身体接触，但是同样被禁止。我不记得有谁在医学院里教过我这些行为界限，但我乐意相信这些东西不需要教授（这些都是理所当然的）。

对那些行为规矩的医生来说，问题在于医学检查本身总有其不确定性。任何病人都可能会情不自禁地产生疑问，医生真的有必要碰触那里吗？当医生询问病人的性史时，谁又能确定他的意图呢？给病人看病时，每个医学专业人士都曾经感到窘迫，或觉察到自己的思想偏离到不怎么对头的方向，这些事实说明，失当行为发生的可能性极大。

一个用词、一个玩笑或一句闲谈就有可能改变诊疗时的气氛。有位外科医生告诉我，一个年轻患者对自己"奶子"上的肿块表示担心，但是当他以同样的用词做出回应时，患者却非常生气，后来还投诉了他。我认识的一位妇女更换了她的妇科医生，就是因为医生在为她做盆腔检查时随口赞美了一下她身上的日晒线。

当然，检查本身，即接触的方式和位置是最有可能出问题的。只要患者开始怀疑医生的举动是否恰当，就一定能挑出问题。那么，我们到底应该遵循什么样的准则呢？

## 呼唤检查室新准则

制定更为严格、统一的专业准则可以带来很多益处，首先是保护患者免受伤害。联邦医药协会对医生们做出的处罚命令当中，有 4% 都与性过错有关。每 200 名医生中，就有 1 人在从业期间曾对病人犯有性失当过错，从而受到处罚，其中有些人竟然做出了诸如在盆腔检查过程中与病人性交之类的无耻行径。这类案件绝大多数发生在男医生和女患者之间，而且几乎都是在没有陪诊人在场的情况之下。在某个州，这类案件中大约有 1/3 涉及医生与患者约会或发生性接触，另外 2/3 属于性失当行为或不恰当碰触。

其次，制定更明确的准则对减少医生遭受错误指控也有帮助。假如病人对医生提出了错误的指控，陪诊人便能为医生提供有力的辩护。此外，患者的不恰当行为也可能得到避免。1994 年的一项调查发现，72% 的女性医学院学生和 29% 的男性医学院学生都曾经历过一次或多次患者实施的性骚扰行为，12% 的女生遭遇过患者的强行性碰触。

然而，说到底，要消除不正当行为和控告，硬性规定医生检查病人身体的方式似乎并不可取。这不是因为问题发生的概率极小（至少数据表明是这样），或是完全杜绝行为失当不可能实现（恐怕也只有效仿塔利班控制下的国家的实施方式，才有可能完全避免这些漏洞），而是得冒着对患者不利的风险，劝阻他们做全面彻底的身体检查，这才是麻烦所在。

其实，考虑将医疗公约的准则严格化，最重要的理由就是促进患者和医生之间的信任和理解。最近医疗界兴起了一种不拘礼仪的风潮，医生不穿白大褂，医患之间有时相互直呼其名，模糊了我们曾经遵守的行为界限。倘若连医生自己都把握不好检查室里的规范，那患者搞不清楚也绝对一点儿也不稀奇，因而彼此产生误解就更无须大惊小怪了。我们丢弃了旧的传统，却没能找到适当的替代品。

　　※　　　　　　※　　　　　　※　　　　　　※

我的父亲是一位泌尿科医生，他对如何防止这类不确定状况做了认真的思考。他告诉我，刚开始，作为一个外来人，一个初来乍到、在俄亥俄州的南部小镇行医的印度移民，他觉得很缺少底气：没有现成的指导方针能让病人打消疑虑，充分相信他的所作所为符合一名泌尿科医生工作的常规程序。为了避免出现任何问题，他付出了艰苦的努力。

在检查开始之前，他就加倍小心。看病时他总是打领带，穿白大褂，虽然跟患者往往是认识的，谈论私人事务（话题从阳痿到性事无所不包）的时候也不会避讳，但他总是严格地以医学用语表述。如果一位女性患者必须换体检袍，他会在她脱衣服时离开房间。他特别注意在检查过程中为病人解释他下一步要做什么以及为什么要这样做。如果病人躺下来后需要解开扣子或拉开拉链，他会很谨慎地不去帮忙。即使是做腹部检查，他也会戴上手套。倘若病人是女性，或是年龄不到 18 岁，不管检查是否属于私密性质，他都会叫一名女性护士进来作为陪诊人。

他的方法很有效。找他看病的人很多，却从未出现过任何流言蜚语。我一天天长大，认识了很多他的病人，我发现他们看起来都绝对信任他。

不过，我发现他的一些做法并不适合我。我的病人中，伤病部位在腰部以上和腰部以下的数量相当。给他们做常规腹部检查或是腋下肿大的淋巴结检查时，我觉得并不需要陪诊人在场。除非是做生殖器检查，不然我也不会戴手套。不过，我还是努力效仿我父亲给病人看病时的那种谨慎的态度——言语礼貌、服装整洁、用词谦虚、检查准确。我进一步思量了他的做法，并做出了一些调整。现在，除了盆腔检查，在为女性做乳房检查和直肠检查时，我也会叫一位女性陪诊人在场。我会告诉患者："如果您认为可以的话，我去叫贾尼斯过来，她可以做我们的陪诊。"

＊    ＊    ＊    ＊

医疗检查中如此容易出现问题，这可真让人沮丧。你本是一名掌握医疗知识和技术的专业人士，从未想过检查规范上的小问题也能将你挫败。不过事实证明，医生的社交素质与专业素质一样关键。随意和正式之间的度要怎样把握，含蓄和坦率要如何界定，怎么表现谦虚和自信，要表现到什么程度才好，这些事情与医疗技术同等重要。我们从事的是与疾病做斗争的工作，可并不是直接与基因或细胞互动，而是跟有血有肉的人打交道。正因为这样，医学才显得如此复杂多变、富有魅力。患者是否信任医生，医生能否听到患者的诉说，能否得出正确的诊断、进行恰当的治疗，都取决于每次互动的开展。不过在这个领域，还没有滴水不漏的规则可以遵循。

以陪诊措施为例。我有一个曼哈顿的朋友，30 来岁，因为担心一颗痣去看皮肤科医生。医生 60 多岁，非常专业。医生提出要检查一下那颗痣，并看看她身上还有没有其他痣存在，因此我的朋友换上了一件破旧的体检袍。然后，医生叫来了一位陪诊。这么做理论上是为了让我朋友感觉舒服和安全一点儿，但那位陪诊—— 一位女助手一直站在那儿看着医生检查我朋友的身体，这让她更觉得自己像是在被展览。

"很尴尬，"我朋友说，"叫陪诊过来，就好像是在大声宣布，这是个高度严肃的场合。为了避免今后引起双方各说各话的诉讼，这个护士就要一直在角落里站着，一句话也不说，什么也不干。这让我感觉更加糟糕了。气氛古怪得很，现场简直达到 5 级警戒状态。一次常规的医疗检查好像变成了希区柯克式的无声电影。"

男性医生在为女性做私密检查的时候，陪诊在场究竟能否让女士感觉舒服一些？依我看，有陪诊利大于弊。不过我们都不知道效果具体是怎样的，也没人做过相关的研究，这证明我们本身就低估了医学上人与人交流的重要性和困难度。伦理、博弈、愤怒情绪和道德等众多要素都可以在看似普通的医院检查室里集中体现。医患之间的关系是极其私人的，包含着承诺、信任和希望，因此，作为一名临床医生，工作的成绩不只与诊断结果和统计数据有关，还必须行为正直。如何对病人做到行为正直？真的很难界定，有些时候甚至根本无法界定。是否引入陪诊？这就好比检查时你在病人身上发现一颗痣，你觉得有可能是恶性的，但转念一想又觉得应该不是，你会再三考虑才做出诊断吗？当你尝试的几套治疗方案都以失败告终，你会继续坚持还是就此放弃？必须做出选择。没有永远正确的选择。不过，我们总有机会做出更好的选择。

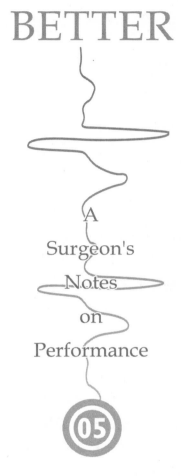

BETTER

A
Surgeon's
Notes
on
Performance

**05**

# 医疗官司

  因医疗纠纷导致官司缠身是医生的梦魇，碰上这种事，医生往往义愤填膺，大叹倒霉，然而这种事还是屡见不鲜。在像外科和产科这种高风险的科室里，每个医生平均每 6 年会碰上一次。

马萨诸塞州坎布里奇市米德尔塞克斯县高等法院，一个普通的星期一，52 起刑事案件和 147 起民事案件在这里开庭审理。6A 号法庭，丹尼尔·卡乔因犯有 3 起强奸案和 3 起性骚扰案正在受审；10B 号法庭，大卫·圣地亚哥因走私毒品以及非法持有枪械罪接受审判；7B 号法庭正在举行米尼汉诉渥林格案的排期协商会议，这是一宗关于车辆追尾事故的民事索赔案；在隔壁的 7A 号法庭，肯尼斯·里德医生正在出庭接受聆讯，他被患者指控医疗失当。

里德是一位皮肤科医生，从哈佛大学毕业后，他在这个行业从业长达 21 年，之前从未遭遇过这方面的起诉。这起控诉的主要起因是发生在大约 10 年前的两次办公室约诊和一通电话。芭芭拉·史丹利，一位 58 岁的女性，1996 年夏天由于左侧大腿上长了一片直径 3 厘米大小的黑色疣状小疙瘩而被她的内科医生介绍给里德。

在办公室里，里德为她实施了局部麻醉，将小疙瘩的顶部刮下来进行活检。几天后，病理分析报告出来了，根据诊断结果，几乎可以确定是恶性黑色素瘤——一种皮肤癌。在接下来的会面中，里德告诉史丹利，肿瘤组织必须被彻底去除，而且除了病变区域，还需要多取下周围 2 厘米左右的健康皮肤。他担心癌细胞会转移，建议史丹利立即做手术，可她拒绝了。因为按照里德的方案,她腿上的皮肤切除伤口将达到七八厘米宽,她不相信自己有必要做一个对外观损伤如此之大的手术。她说自己有个朋友曾被误诊为癌症,结果被实施了一个不必要的手术。但是,里德仍然坚持自己的观点,讨论到最后,史丹利同意让里德取下她腿上剩余部分肉眼可见的瘤,大小仅1厘米多,拿去做第二次活检。里德也同意找另一位皮肤科专家来检验这些组织,以便提供参考意见。

让里德没想到的是,新取下的组织样本里并没有癌细胞的存在。而第二位皮肤科专家华莱士·克拉克在检验了第一个样本之后下结论说,原先癌症的诊断结果是错误的。他是黑色素瘤方面的权威专家,他给出的报告上写着:"我怀疑这并不是黑色素瘤,但也不能完全排除黑色素瘤的可能性。"1996年9月中旬,里德和史丹利通了一次电话,就新结论进行了讨论。

对于上述这些细节,双方都给予了确认,分歧在于通话过程中发生的事情。根据史丹利的说法,里德告诉她,她根本没有患黑色素瘤——因为对于第一份活检样本,第二次诊断结论是"否定的"——因此不需要再做手术,但里德记忆中的谈话过程并不是这样的。他的证词说:"我向芭芭拉指出,华莱士·克拉克医生认为这是一种名叫斯皮茨痣的良性病变,但他也不能百分之百地确定这不是黑色素瘤。我还向她解释,克拉克医生认为定期复查是很有必要的,但不需要进一步手术。我还跟芭芭拉·史丹利说,这个结论与我之前的病理检验报告有冲突,最保险的办法是允许我帮她再切除周围2厘米的皮肤。"但是此时,由于里德之前看似错误的诊断令史丹利大发雷霆,她说自己不愿意再动任何手术。"事情到了这个地步,我再次向芭芭拉·史丹利强调,她至少应该定期过来复查。"但也遭到了拒绝。事实上,后来她还写了一封言辞激烈的信,谴责他的治疗失误,并拒绝支付医疗费用。

可是两年后,肿瘤再次出现。史丹利去看了另一位医生,这次的病理分析报告得出了明确的诊断结果：浸润性恶性黑色素瘤。医生告诉她，在第一次发现时就应当做彻底切除。最后，她不得不动了一场切除范围更广的手术，可是癌细胞已经扩散到腹股沟的淋巴结。之后，医生为她安排了为期一年的化疗。然而，才5个月，她的病情突然恶化，癌细胞转移到大脑和左侧肺部。一个疗程的放射疗法后，又过了几周，她去世了。

临终前，躺在病床上的芭芭拉在报纸上看到一个名叫巴里·兰的律师的整版广告，他是处理医疗事故方面官司的专家。她打电话过去，接到电话的当天，他就来到了芭芭拉的病床边。芭芭拉说她想起诉肯尼斯·里德，兰接手了这个官司。6年后，兰代表芭芭拉·史丹利的子女，站在坎布里奇的法庭上，起诉了里德。

        ✳        ✳        ✳        ✳

医疗事故官司是每个医生感到最恐惧、最痛恨、最为无奈，但也是经常发生的事情。我本人尚未经历过真正的诉讼，不过我知道自己早晚也得有此一劫。在外科或产科这类高风险的科室，医生大约每6年就会遭遇一次诉讼。虽说官司打到最后，其中70%的案件的原告会撤诉或是医生胜诉，但辩护费用十分高昂，而且一旦医生败诉，陪审团裁定的赔偿金额平均高达50万美元。因此，普外科医生一年要支付3万～30万美元不等的医疗事故保险金，数额大小取决于他们所在州的诉讼惯例，神经外科和产科医生还要在平均金额的基础上多支付50%。对大多数医生来说，这种体制是很不合理的。提供医疗服务是有难度的工作，各种错误都有可能发生，无论哪个医生都无法避免犯一些严重的错误。因此，官司败诉就要支付6位数的赔偿，对医生们来说算是最为恶毒的惩罚，对那些实际上并没有犯错的人而言尤其如此。

似乎每个医生都有过不可思议的官司经历。我的母亲是小儿科医生，有一次她被人起诉,是因为她曾给一个 2 个月大的健康婴孩做了一次例行检查,然而一周后,那孩子突发婴儿猝死综合征而死亡。虽然该病的典型特征就是发生时毫无预兆,但婴儿的父母却指控她本应阻止婴儿死亡。

我的一个同事曾为一位妇女实施过手术,清除了胰腺的癌细胞,挽救了她的生命,结果几年后却被起诉,理由是患者的手臂开始持续性疼痛。令人难以置信的是,那位患者把疼痛归咎于术后恢复期间通过静脉注射的钾元素(术后补充钾元素是为了刺激人体肌肉的正常收缩)。

我自己也经历过一次莫名其妙的诉讼。1990 年,我还是个医学院学生,当时正站在拥挤的公交车站台上,一位年纪很大的老太太绊倒在我脚下,肩部骨折。我给她留了自己的宿舍电话,希望她能打电话告诉我她的情况怎么样。结果她把号码给了律师,当律师发现那个电话号码属于医学院时,就企图从医疗过失的角度指控我,说我在试着帮助老太太的时候没能诊断出她的肩部骨折。(一个法警在我上生理学课时给我发了传票。)事实很明显,我只是个入学刚一周的医学院新生,也没有对老太太采取过任何治疗措施,所以法院没有受理这宗官司。接着,律师又对我提出起诉,宣称我骑着自行车碾过他的委托人,要求赔偿 50 万美元。我根本没有自行车!但为了证实这一点,我花费了一年半的时间,还有 1.5 万美元的律师费。

## 庭上交锋

审理里德案件的法庭就是当初审理我的那间。我认出这屋子时,浑身不禁一阵战栗。我知道,不是人人都明白医生的工作体制,因此我曾尝试客观地理解医患之间的隔阂。开庭前,在法院的走廊里,我挨着芭芭拉的儿子厄尼·布劳坐下。他告诉我,经过 6 年之久酷刑一般的官司拉锯,他已经身心俱疲了。他在华盛顿州一家化学实验室工作，几年来所有的假期都花在这上面，还得动用积蓄来支付旅馆和航班费用，其中还有两次，他刚到这里就接到通知说审理日期延后。他说："要不是母亲要我这么做，我也不会来这里。但她临终前提出了这样的要求。她很愤怒，就是因为里德，她失去了本应更长久的生命。"看到里德被传召上庭，厄尼感觉心里很痛快。

皮肤科医生里德仍然挺直腰杆坐在被告席上，听着兰连珠炮似的向他发问。他努力让自己不表现出慌乱。我的一个儿科整形医生朋友也曾经因为医疗过失吃过官司。他告诉我，在出庭前他的律师给过他一些有关出庭仪表的指南：绝对不能穿戴任何华丽或贵重的衣服；不要微笑、开玩笑或是皱眉；不能露出愤怒或不自然的神色，但也不能显得过于自信或不当回事。看样子，里德打定主意要面无表情。为了避免答话出现纰漏，他仔细分析每个问题里面的陷阱，可如此小心翼翼只会让他显得焦虑不安、神经兮兮。

兰提问说："如果在扩散之前切除，黑色素瘤是可以治愈的，您认不认同这个说法？"要是换了平时，病人问这个问题，他一定会毫不犹豫地予以肯定，但现在提出这个问题的人是律师，所以他没有把握地停顿了一下。

"这是个假设性问题。"里德说。

这一类回答最合兰的心意了。不过，里德最大的麻烦就是他没有对9月中旬与芭芭拉·史丹利的电话通话做记录。他无法提供任何证据来证实他单方面的陈述，而且，原告没有义务排除合理的怀疑（即被告犯有医疗过失），关于这一点，兰已经多次提请陪审团注意。他只需让12位陪审员中的10位相信他所说的更具可能性即可。

"您记录了8月31日您与芭芭拉·史丹利的一通电话，是这样吗？"兰提问。

"是。"

"您的助手记录了 8 月 1 日您与芭芭拉·史丹利的面谈，对不对？"

"对。"

"您记录了与克拉克医生的那通电话，对吗？"

"对。"

"您记录了 9 月 6 日与芭芭拉·史丹利的那通电话，当时您给她伤口的感染开了处方，是吗？"

"是这样。"

"这么说您做事非常认真，并且有把与患者之间的互动和通话记录下来的习惯，对吧？"

"对。"

兰开始把这些线索串联起来："按照您当时的意见，芭芭拉·史丹利需要的恰恰就是再切除 2 厘米见方的皮肤，对吗？"

"这是我给史丹利夫人的建议。"

"但您并没有告诉霍克曼医生，也就是史丹利的内科医生，她需要做 2 厘米的皮肤切除，对吗？"

"对。"

"现在，您希望陪审团相信，您告诉过史丹利本人？"

"我希望陪审团相信的是事实，而事实就是我的确告诉过芭芭拉·史丹利本人，她需要做 2 厘米的皮肤切除术。"

兰提高了声音："事实是您当初应该告诉芭芭拉·史丹利才对吧？"他就差说里德做伪证了。

"再说一遍，我的确告诉过芭芭拉·史丹利本人！"里德抗辩道，"但她拒绝了。"虽然兰竭尽全力地想激怒他，使他口不择言，但他还是在努力控制自己的愤怒情绪。

"医生，您在整个职业生涯里，一共在文献上发表过多少篇文章？"兰又从另一个角度发问。

"3 篇。"里德说。

兰扬起眉毛，站在那里惊讶得合不拢嘴足有 5 秒钟之久。"20 年的时间，您发表了 3 篇文章？"

"医生，您做了很多整形医学方面的研究，这大概是事实吧？"接着他又问。

我不清楚陪审团是否听信了兰的含沙射影。他的讯问让我毛骨悚然。我不禁想象着，假如换作是我，对一些病例的治疗结果不理想，而又没有把每次谈话结论一一记录在案，现在站在这里被迫为自己辩护时，心中一定充满了惶恐和无助。

兰 60 岁，秃头，矮个，大嗓门。他在庭上不停地踱步，每逢里德提出抗议就翻白眼，态度中丝毫没有尊重和礼貌。他的形象简直就是医疗事故官司中律师的典型，当然，有一点除外：巴里·兰过去是个医生。这也是我来旁听这场审判的原因。

他曾经当过 23 年的整形外科医生，事业相当成功，尤以儿科整形见长。他甚至担任过法庭上的专家证人。后来，他一转身进了法学院，放弃了自己的医疗工作，展开了一项新的事业——控告医生。望着他，我心想，那个时候，他是不是对医生的责任萌生了与我们这些当局者不同的理解？

## 行医生涯中避不开的人

我到兰的办公室去拜访他，他的办公室位于波士顿市区的金融中心，道富银行总部大楼的 10 楼。他热情地欢迎我，让我觉得自己不像是在跟潜在的敌人谈话，更像是在跟同行聊天。我问他为什么会放弃医生的工作，而去当医疗过失事故诉讼律师，是为了钱吗？

听到我的猜想，他哈哈大笑。他说，从事法律工作就是"跟钱过不去"。刚开始，他也期盼过至少会得到一些回报。"我以为我能接到一些官司，要是情况顺利，医生们会很快提出和解，免得官司拖沓影响工作，但事实并非如此。我简直天真得不可思议。没有人在出庭之前提出和解。不管你的证据多么有力，他们总是认为自己是正确的。随着时间推移，患者的情况也可能会发生变化。况且，即使官司胜诉了，如果是你，立刻做出赔偿或是拖到以后赔偿，你更愿意选择哪个？"

他说，之所以进入律师行业，是因为他认为自己能够做得更好，也因为他觉得这样可以帮助人，还因为在医疗界工作了 23 年，他已经感到筋疲力尽了。"刚当上医生的时候，我的心态是：'太棒了——今天可以做两台髋关节置换手术！'"他回忆道，"到了后来，就变成：'唉，真烦——今天还有两台髋关节置换手术得做！'"

我跟兰的妻子珍妮特交谈的时候，她告诉我，当初她得知兰决定换职业的想法时吓得够呛。打从他们在纽约相识的那天起（那时他们还都是雪城大学的学生呢），他就一心一意地想着当医生。经过在雪城大学医学院的学习，并在费城天普大学的整形外科实习之后，兰在马萨诸塞州的新贝德福德做起了整形外科医生，业务相当繁忙，生活也过得充实而多姿多彩。即便他后来报名去南新英格兰法学院读夜校——那里距离他的办公室只有几个街区远，她也一点儿都没有往那方面想。照珍妮特的说法，兰是个"永远离不开学校"的人。有一年，他在一所地方学院读英国文学。还有一年，他去读了犹太教的课程。他上过飞行员课程，不久后还参加了飞行特技比赛。读法学在刚开始也纯粹是为了消遣——"只是读着好玩罢了。"他说。

然而，学完课程，他通过了司法考试，并拿到了律师执照。他获准成为一名公设辩护人，时不时接手一些官司，为经济贫困的人们辩护。那年他50岁。从事整形外科行当那么久，他已经积攒了足够的积蓄，对他而言，法律工作开始变得比医疗工作更具吸引力。1997年7月，他向医院负责人提出了辞职。"我的医生生涯就此结束。"他说。

\*　　　　　\*　　　　　\*　　　　　\*

他认为自己的长处在于医疗方面的专业知识，因此想将帮医生辩护作为自己法律业务的起点。可是因为他没有经验，那些在医疗事故官司中担任被告辩护人的大型律师事务所都不肯录用他，而且承保医疗事故的保险公司也不肯把案子交给他做。于是，他索性租了一间很小的办公室，自己成立工作室，专为医疗官司中的患者方代理诉讼。每个月，他投入几千美元在地方电视台和报纸上打广告，声称自己"兼具律师和医生二者之长"。很快就有人打电话来了。

新事业开展了5年，他接手的案件终于开始开庭审理。现在是他做医疗事故律师的第 8 年，至少有 30 起官司都赢得了庭外和解，另外 8 起也已经开庭审理，他打赢了其中大部分。就在里德案开庭的前两周，他为一位委托人赢得了陪审团判决的 40 万美元的赔偿金。委托人是一名妇女，在胆囊手术中主胆管遭到损伤，需要额外接受几次修复手术。（兰抽取的酬劳超过了那笔赔偿金总额的 1/3。根据马萨诸塞州的法律，原告得到的经济赔偿中，律师应从前 15 万美元中抽取 40%，第二个 15 万美元中抽取 33.3%，接下来的 20 万美元中抽取 30%，在超过 50 万美元的部分中抽取 20%。）兰手上还有至少 60 起官司在等候裁决。就算他曾经有过资金上的困难，那也只是过去的事了。

兰说他每天会接到 10 ～ 12 通电话，大部分都是患者或家属打来的，其中有些人是不打医疗事故官司的律师朋友们介绍来的。多数官司他都拒绝接手。他说自己想要打好的官司，一个好的官司必须得具备两个条件："第一，医生必须是有过失的。第二，医生必须造成了损害。"很多官司并不具备这两点。"有一回我接到一个家伙的电话。他说：'我在急诊室里等了 4 小时，别人都比我先得到治疗，而且我病得很厉害。'我说：'那么结果怎么样呢？''没事。不过他们也不应该让我等上 4 小时啊。'哦，这可真是荒唐。"

有些时候，医生提供治疗时犯了过失的确是事实，但这种过失却没造成什么伤害。典型的情形是这样的：一位女士去医生那里检查乳房里的肿块，医生告诉她不需要担心。她不放心，又去看了第二个医生，做了活检，得知患的是乳腺癌。"因此她打电话给我，说想要告第一个医生，"兰说，"没错，第一个医生是疏忽大意了，但造成了什么损害吗？她最终还是得到了及时的诊断和治疗，没有任何损害。"

            \*           \*           \*           \*

我问他，到底损害要达到什么程度，才值得他付出时间和努力争取赔偿。

"这是关键的部分。"他说。他打一宗官司的花费一般是四五万美元，所以他基本上不会接手诸如牙科方面的官司。"陪审团会因为我失去了一颗牙齿判给我 5 万美元吗？答案当然是不会。"损害越严重越好。有一位律师说过："我在寻找一个电话号码。"—— 价值 7 位数的损害。

另一个需要考虑的方面是原告会给陪审团留下怎样的印象。有些委托人的官司可能表面看来很值得接手，但兰总是站在陪审团的角度去看问题。"这个人的表达能力足够好吗？在其他人眼中，他会不会显得缺乏理智或举止古怪？事实的确如此，一些跟我交谈过的律师都很肯定地认为，在判决赔偿金的时候，起主导作用的不只是陪审团，委托人本身的性情也是关键因素之一。"

弗农·格伦是南卡罗来纳州查尔斯顿市一位十分出色的辩护律师，他告诉我："理想的客户是那种符合其所处阶层的社会、政治和文化刻板印象的人。"他给我举了一个他经手的案件。南卡罗来纳州的列克星敦镇是一个社会风气保守、笃信基督教的地方，那里的陪审团对犯有医疗过失的医生普遍持反感态度。他的委托人是一个白人女性，也是一个基督教徒，30 多岁，一个人带着 3 个小孩，她在一次医疗事故中失去了自己的丈夫。她的丈夫原本是一个工作勤奋、正值壮年的卡车修理工，热衷于观看全美汽车比赛，还亲自动手扩建了他们的乡村住宅。在做常规胆囊切除术时，医生弄破了他的一段肠道，却未能察觉。他出院回家以后，他的妻子几次打电话告诉医生说，她丈夫的疼痛不断加剧，可医生只是让她给丈夫服用更多的止痛剂。最终，她丈夫因此而死亡。那位妻子能够清楚地表达自己的愿望。她既没有表现出愤怒，也没有复仇心态，只是流露出显而易见的悲伤，让人忍不住想要伸出援手。假如这个家庭不说英语，假如那位丈夫有很长的精神病史、酗酒史或者是个烟鬼，假如他们之前曾经惹上过官司或是有犯罪记录，格伦可能都不会接这宗官司。"事实上，她几乎完全符合完美客户的标准。"他说。开庭前一天，被告同意庭外和解，赔偿 240 万美元。

在每周打来电话的 60 个人里，巴里·兰可能会跟进其中两个，着手审阅那些医疗记录，寻找医疗过失的有力证据。许多律师事务所都专门聘请护士或护理专家来初审资料，但兰全靠自己一个人收集所有记录，按时间排序，然后逐页阅读、细细研究。

※   ※   ※   ※

在法律上，"过失"这个词有其特殊定义，指一名医生没有履行自己的医疗责任，不过我想知道兰对这个词的定义是什么。他说，假如他发现在医疗过程中存在导致患者损伤的失误，而这个失误又是医生本来可以避免的，那么在他看来，那名医生就是犯有过失。

对大部分医生来说，这是个恐怖的定义。我们会遇到很多疑难问题，比如无法明确诊断结果、手术过程复杂精密等，都可能导致本来也许可以避免的严重过失。我给兰列举了我的几名病人的情况。一个男人在腹腔镜肝脏手术后大出血，一位患者在甲状腺手术后永久性嗓音嘶哑，还有一位女性患有乳腺癌，可我在几个月后才诊断出来。这些都是疑难病例，但是事后回顾的时候，我觉得当时应该能找出更好的治疗办法。他会对我提出指控吗？"要是我能在陪审团面前证明你可以避免患者损伤，而且患者的损伤又很严重，我会立刻对你提出指控。"他说。那么，要是我在外科医生中享有良好声誉，治疗成果一贯优异，而且一向尽职尽责呢？"那没什么意义。"他说。唯一重要的是我在被审议的病例中做了什么。他解释说，道理就跟开车一样，我的驾驶记录可能本来完美无缺，但有一天我闯了红灯并撞倒了一个小孩，那就是犯了过失。

兰坚持认为他并不是在讨伐医生。他还是一名外科医生的时候，也经历过 3 次医疗失当的官司。有一次，一位年轻女性由于运动伤害导致膝盖软骨撕裂，他给她实施了关节内窥镜手术。几年后，她把他告上了法庭，因为她的膝盖得了关节炎！众所周知，这是术后几乎无法避免的后遗症，然而保险公司不顾兰的反对，与患者达成庭外和解，偿付了大约 5 000 美元。因为这个数额比真正出庭打官司的花费要少，兰把这笔赔偿称为"多此一举"。

还有一次，一个从事手工劳动的人手腕受伤，导致 3 根手指麻木。他把兰告上法庭，理由是兰为他做的尝试修复的手术反而加重了他的麻木，让他没办法工作。兰说他已经警告过那位患者手术风险很高。他打开患者伤处的时候，发现主要的神经都被一个厚厚的伤疤包裹住，把它们弄出来是极其困难的。"就像把透明胶带从墙纸上剥下来一样，"他说，"肯定有一部分神经纤维要被扯断。"但保险公司不确定这个论据会不会在法庭上生效，于是以赔偿 30 万美元达成庭外和解。这两次的赔偿都是不应该的，兰像其他医生一样感到十分恼火。

不过，第三起官司却是明显的失误造成的，虽然事情已经过去了 20 年，他依然为此懊恼。他告诉我："我本来可以做得更好一些。"病人是个 60 多岁的老人，兰打算为他做膝关节置换术。手术前几天，老人到他的办公室抱怨自己的小腿疼痛。当时兰考虑到了深静脉血栓（DVT）——腿部有血液凝块的可能性，但他觉得可能性不大，就没有让病人做进一步检查。结果，那位病人的确有 DVT，两天后，血块移动位置，直达病人的肺部，病人因此死亡。兰的保险公司为和解这宗官司赔偿了大约 40 万美元。

"假如我自己处在原告的立场上，会因为那个过失提出指控吗？"他说，"一定会。"

被患者指控"让人窝火"，兰回忆起以前的感受时说："感觉糟透了，没有哪个医生会故意伤害病人。"但他强调，即使在诉讼当时，他还是保持着达观的态度，"遭到指控虽然可能让你从里到外都不爽，但你得明白，这也是做事情的成本。我的意思是说，每个人在一生中总会有失误的时候，不管你是医生、汽车修理工还是个会计，都可能会出现失误，这就是你要买保险的原因。比如你在家忘了关炉子，结果家里着火了，你就是犯了过失，但并不代表你是个罪犯"。在他看来，公众的要求是合理的，如果一个医生由于不规范的治疗或明显的错误给某人造成严重损害，那就应该为后果负责任。

在我眼中，兰行医时经历的 3 起官司就是有关医疗过失的一切纷争的缩影。3 起诉讼之中，2 起都是没有事实根据的，因为这类状况，医疗系统在金钱和信心方面付出了不少代价，也就让我们不得不去思考。而另一起却牵涉一个真正的错误，让病人付出了生命的代价。在这种情况下，医生们难道不对患者和家属有所亏欠吗？

## 漫漫索赔路

比尔·富兰克林是我的朋友，他也是一个医生，在位于波士顿的马萨诸塞州总医院工作了 40 多年。他是治疗严重的、危及生命的过敏性疾病的专家，同时也是一位父亲。

有一年，他的儿子彼得打电话来说自己身体不舒服。当时彼得还是波士顿大学医学院二年级的学生。他说自己一直出汗、咳嗽，而且浑身无力。富兰克林叫儿子到他的办公室来做检查。他没找出能够解释儿子症状的明显原因，所以让他去拍胸部 X 线片。当天晚些时候，放射科同事打电话来告诉富兰克林："我们遇到大麻烦了。"X 线片显示，一个肿瘤占据了彼得的胸部，从中间向外推挤他的肺部。放射科专家从未见过如此巨大的肿瘤。

富兰克林从打击中回过神来后，给身在家中的彼得和他年轻的妻子打了电话，把这个可怕的消息告诉他们。彼得夫妇已育有两个孩子，一家四口生活在一幢小别墅里，当时正在重新装修厨房。出了这件事，他们的正常生活一下子被打乱了。彼得住进了医院，进一步的检查结果证实他患了霍奇金淋巴瘤。医院为他进行了高剂量的放射治疗，用加宽的光柱来包围他的胸部和颈部。彼得仍然决定继续上学。即使放射治疗麻痹了他的横膈膜并损坏了他的左肺，让他无法正常呼吸，他还是坚持把治疗都安排在课余时间。

然而肿瘤实在过于巨大，放射疗法起不到作用，它还在继续慢慢长大，扩散到了彼得下腹部的两个淋巴结。医生们告诉他的父亲，这是他们见过的最严重的病例。彼得还需要做几个月的化疗，那将会让他的身体更加虚弱并丧失生育能力，但他们都说，化疗应该能起作用。

富兰克林想不通，为什么肿瘤会在大家的眼皮底下发展到如此地步。回想彼得过去的医疗史，他记起4年前他曾经在自己所在的医院拔过智齿。当时彼得的手术是在全身麻醉的情况下进行的，并且还留院观察了一夜，那时应该拍过胸片。富兰克林让一位放射科专家找出原来的片子再看一看。那位专家告诉他，从片子上看，当时那个团块就在，而且原先那位负责审查彼得胸片的放射科专家也看到了。4年前的那份报告上写着："建议对此做进一步鉴定。"但从来没有人通知过富兰克林一家，而且口腔外科医生和外科住院医生都在彼得的病历上写下：X线片结果一切正常。

如果当时肿瘤就得到诊治，彼得只需经过普通的放射疗法就可以痊愈，对身体的损害也会大大减少。而现在，就算能保住性命，恐怕也不能完成医学院的学习了。比尔·富兰克林都快疯了。这一切怎么会发生呢？！他是医院的"内部人士"，而不是其他不相干的人！彼得的妻子和孩子今后要怎么生活下去？

　　还有成千上万的人遭遇过类似的情形，他们通过提起医疗诉讼来寻求解决方法。比尔·富兰克林不想这么做。与儿子的案情有牵连的人都是自己的同事和朋友，而且他一点儿也不热衷于医疗事故诉讼，他自己就吃过这样的官司。他有一个患有严重哮喘的长期病患，一次病情严重时，他给那个病人施用类固醇以缓解她的呼吸。她的哮喘是好转了，不过高剂量的类固醇使病人陷入了长时间的精神错乱，她必须入院治疗。诉讼时对方声称，考虑到类固醇的危险性，富兰克林给病人施用这种药就是过失行为，因此要为其后果负责。富兰克林当时愤慨不已——病人有生命危险，而他已经尽力为她做了最好的治疗。

　　现在，为了彼得，他决定找院长谈谈。他要求院方展开一次小型调查，查明错误的根源，并制定措施防止类似情况再次发生；他还希望医院能为彼得的妻儿提供经济援助。院长却说他不能跟富兰克林讨论此事。院长说他应该去找个律师。富兰克林想知道，是不是没有其他解决办法了？得到的答案是"没有"。

　　这就是我们这些医学工作者做得不足的地方。当治疗过程中发生了不好的状况，患者和家属想知道这到底是必然发生的，还是严重错误造成的，他们可以向谁求助？大多数人当然首先想到去问当事的医生。如果医生犯的错误对患者造成了损害，出于职业道德，应该有责任将实情告知患者。但是假如他们不做回应，或者他们担心吃官司胜过关心患者，或者他们的解释不那么合理呢？人们会打电话给律师，往往只是想在律师的帮助下找出事实。

　　"多数人都不确定来找我是什么目的，"南卡罗来纳州的辩护律师弗农·格伦这样告诉我，"患者一般都是听到护士们在窃窃私语，'这太不对劲了，绝对不该发生的’，然后才决定来找我们律师。"患者家属会请他看一看那些医疗文件。如果损失或伤害严重，他会以专家的角度审阅那些文件。"很多时候——比你想象的要多，我们会对他们说：'这就是发生的事实。我们认为不能立案。'他们会说：'好吧，至少我现在了解了事实。'"

代理医疗事故官司的律师对治疗过程的评估绝对不是最公正、最专业的，但医学界也没有给予真正的转圜余地——因为我们医生一般都不愿意为自己的过错所导致的后果负经济责任。事实上，很多医生勇于承认错误，不是因为别的，而是这么做也许会降低患者起诉的可能性。

然而，当情况发生变化时，例如某个跟医生关系密切的人被医疗失误伤害，我们的看法似乎就转变了。在最近的一次全国调查中，医生和普通民众被要求就同一个案例作答：一位外科医生为一台手术中的 70 岁老人注射了一种抗生素，却没有注意到病人的病历上注明他对这种药物过敏，注射之后才发现了这个错误。尽管医生尽全力抢救，病人还是死亡了。事情应该怎么处理？ 50% 的普通民众认为当事医生应该被吊销执照，医生们几乎都持相反意见，不过 55% 的医生说，他们会以医疗过失为名起诉当事医生。

＊　　　　　＊　　　　　＊　　　　　＊

经过一系列思想斗争，比尔·富兰克林决定去找律师。律师朋友们警告他，如果事情不顺利，他可能要被迫离职。他热爱医院和自己的工作，而且彼得的口腔科医生是他的朋友，但他的儿子受到了伤害，而且儿子的小家庭也遭受了那么多损失和痛苦，他们应当获得补偿。彼得本人却反对起诉。他担心打官司可能会使他的医生不满，那样的话他们就不会好好给他治疗。不过在父亲的劝说之下，他还是同意了。

起初，富兰克林一家找不到愿意接手这起官司的律师。实际的失误发生在 4 年前，超过了州法律规定的 3 年追诉期限。当时大多数州的法律都有规定，不允许就很久以前发生的行为提出民事索赔申请——尽管彼得获知错误的时候为时已晚。后来，他们找到一位年轻的辩护律师迈克尔·摩恩，他把这起官司一路打到了马萨诸塞州最高法院，并于 1980 年成功争取到法律条例的修正。富兰克林诉马萨诸塞州总医院及其他人等一案开创了先例，自此之后，州法律规定起诉时限应当以发现伤害的时间为起点计算，而且这项规定一直被沿袭至今。法律的修正让诉讼得以继续进行。

1983 年，这起官司在戴德镇开庭审理。60 年前，就在同一幢法院大楼里，无政府主义者萨科和万泽蒂被宣判谋杀罪名成立。①彼得的母亲贝芙·富兰克林说："审判时的情景我都记不清了——我不敢听。但我记得那个房间，也记得迈克尔·摩恩说的那些话：'女士们，先生们，这位年轻人的胸膛里有一枚定时炸弹，而且已经有 4 年了！4 年！医生们却什么也没有做。'为了听到这些话，我们已经等了那么久。"官司审理了 4 天。陪审团最终判定彼得胜诉，并判决赔偿 60 万美元。

＊     ＊     ＊     ＊

比尔·富兰克林说，在那之后，他并未在医院里遭受到其他人的抵触。同事们都很理解，彼得的医生也倾尽全力为他治疗。漫长的一年里，经过整整 6 个周期的化疗，到了年末，彼得胸部的淋巴结里还是有残余的癌细胞存在。医生们又给他实施了一种新的化学疗法，这种疗法严重削弱了他的免疫系统，他险些死于病毒性肺部感染。他在医院里住了几个星期，最后不得不向学校请假。受到病毒的影响，即使只是爬半层楼梯，他也会上气不接下气，而且足部神经灼痛。他的婚姻也慢慢瓦解了。面临灾难，人们要么紧密团结，要么劳燕分飞。这场灾难没能留住彼得的妻子。

---

① 这是美国历史上一宗非常著名的谋杀案件，涉案人萨科和万泽蒂是意大利籍激进分子，该案的审判富有争议，政治色彩浓厚，延续 7 年之久。——译者注

　　然而彼得最终活下来了。他从医学院毕业后，决定专攻放射学。让大家意外的是，他首选的几个实习单位都拒绝了他。彼得的系主任打电话给其中一个放射科的主任，询问他们拒绝彼得的原因。对方的回答是："这家伙跟我们不是一路人！他居然起诉医生！"系主任把彼得的详细情况告诉对方，然后又问："假如他是你的儿子，你会怎么做？"之后彼得就被接收了。他参加了波士顿大学的实习计划，实习结束后，院方请他留院工作，很快，他就当上了一个部门的主任。他再婚了，现年 58 岁，是一名整形外科影像学专家。他留着一把大胡子，一头浓密的灰发，由于化疗的影响，他常年被肺部和肝部的不适困扰。2000 年，他创办了一个远距离放射学小组，目前在为全美 150 个放射科解读扫描结果。他还担任一些职业运动队，如圣迭戈闪电队和芝加哥熊队的特别顾问。

　　他说，过去的痛苦经历促使他在工作中格外谨慎。他组建了一个审查委员会，专门查明和分析错误。不过，医疗过失保险是他的医疗小组最大的一笔支出。美国的医疗过失诉讼中最常见的一类恰恰就是指控医生遗漏诊断或是耽搁治疗，也就是彼得遭遇过的那种失误。我问彼得，他那起官司让这类索赔起诉的难度有所降低，作为当事人他有何感想。他一惊，半天没说话，思考着该怎么回答。

　　"我认为医疗过失赔偿体系已经失控，"他终于开口说道，"我那点儿小小的经历根本说明不了任何问题，因为整个体系充满了弊端。不过要是患者确实受到了损害，那就是事实，我想我们应该承担它。"这难道不是自相矛盾吗？他说，并不矛盾。真正矛盾的是赔偿体系。事实上，应该得到赔偿的人很少能如愿。他自己的情况很不寻常，因为他的确得到了赔偿，但那也是经过了 7 年的斗争，之前所有的上诉无一不被驳回。与此同时，有太多不该得到赔偿的人提出诉讼，骗取了巨额金钱，并给相关医生带来了极大的损失。

在他看来，这个系统从根本上就有悖常理。

## 非理性的医疗赔偿体系

医疗的核心存在着一个悖论：它发挥的作用非常好，但又永远都不够好。它给人们带来健康的体魄，如果没有医疗，人就不能享受这样的健康。20世纪50年代以来，心脏病的死亡率已经下降了约70%，脑卒中的死亡风险也降低了80%以上，癌症患者的存活率如今达到了70%。取得这些进展依靠的是药品和手术，以及最重要的因素——医生的诊断。医生的诊断可以救活病人，也同样可能损害病人。恰恰是因为我们已经获得了巨大的成功，所以一旦我们失败，人们就会质疑我们到底出了什么问题。

作为一名外科医生，我明年要做大约350台手术，手术类型从绞窄性腹股沟斜疝修复术到甲状腺癌的切除不等。按照常理推断，大约2%，也就是6～8台手术的结果会不理想，病人可能出现大出血，危及生命，我也有可能损坏他或她的某一根重要神经，也有可能诊断错误。

据说希波克拉底①曾经说过，我们有时候确实会把事情搞砸。对严重并发症的研究表明，一半的并发症通常是不可避免的，了解了这一点，出现类似状况时我也许能给自己找到一些安慰。然而，我也可能犯错，导致病人出现另外一半本可以避免的并发症，而且我的错误可能会永远改变某个人的一生。社会公众也在想办法以足够的宽容来理解这些情况。犯了错的医生就是恶棍吗？不，按照这种逻辑，世界上就没有好人了，但导致患者受到伤害，就是我们的污点。

我观看了很多场棒球比赛，发觉自己总是不由自主地思考三垒手的职

---

① 古希腊名医，世称"医学之父"。——译者注

责。一个赛季里，一名三垒手使对方出局的机会的次数与我要做手术的次数相当。最顶尖的球员，比如麦克·洛厄尔，几乎次次都能成功，但即使是他，也有 2% 的概率漏球或是把球扔过一垒手的头顶。几乎没有人能在整整一个赛季里不犯任何愚蠢的失误。球手一出现失误，球迷们就会叫嚣着奚落他。要是他的失误使自己的队伍输掉整场比赛，叫嚣就变成了怒吼。

但是，想象一下，假如每次麦克·洛厄尔传球失误，你在意的某个人就会丢掉性命或健康受损：他的一次失误让一个老人必须被切开气管才能呼吸，另一次失误使一个年轻女性只能靠轮椅生活，还有一次失误令一个孩子大脑永久性受损。他的队友们还是会对他表示同情，但作为观众，有的人可能会咆哮着冲进赛场想要洛厄尔的命，其他人也许会看在他以往做出贡献的份上原谅他这一次的失败。不过，没人会再用从前的眼光看待他，也没人会乐意像失误没有发生过一样继续进行。一方面，我们希望他能表现出悲伤，希望他负起责任；另一方面，我们也希望受到伤害的人得到有意义的帮助。

医疗行业的情形也是如此。事实证明，诉讼是一种特别不合理的解决方式，耗资巨大，冗长拖沓，把医患双方置于痛苦的对立局面，患者也很少能够得到实质性的帮助。因医疗过失受到伤害的美国家庭中，有 98% 都不会提出诉讼。律师们认为他们不是合格的原告，不愿帮这些人打官司，或者他们自己就先知难而退了。每年提出诉讼的 5.5 万人当中，大部分最后都败诉了。最终的结果是，平均下来，在 100 户应当得到赔偿的家庭里，只有不到一户真正得到了赔偿，其余的都一无所获——没有得到帮助，甚至连道歉都没有听到一声。只有受害程度最严重的才得以为人所知。

＊      ＊      ＊      ＊

还有另一种解决方式，最初是为帮助受疫苗损伤的人们设计的。疫苗让数千万的儿童受益，但每年，平均 1 万名接种儿童之中就有 1 名被疫苗的副作用伤害。从 1980 年到 1986 年，律师针对医生和疫苗生产商，向美国法院提出的伤害索赔金额超过 35 亿美元。他们胜诉后，疫苗价格突然暴涨，一些生产商退出了这个行业，疫苗库存减少，出现短缺现象，于是国会插手干预。

如今，美国的每支疫苗价格中含有 0.75 美分的附加费，大约占总成本的 15%，政府用这些钱成立了一项基金，专门用来赔偿受到疫苗损害的儿童。这项计划不需花费精力去分辨哪些儿童是由于医生的失误而受害，哪些是运气不佳才受到伤害。已知的疫苗副作用的伤害种类已经由一个专家小组罗列出来，如果患者符合其中一项症状，基金就会给付赔偿金，用于支付治疗及其他方面的花费。如果患者还不满意，可以向法院提出诉讼，但很少有人这么做。1988 年以来，该基金已经向受伤害的患者支付了总计 15 亿美元。由于这些成本是可被预知并且平均分配的，疫苗生产商们不仅回到了市场上，还研制生产出了新型疫苗，包括肝炎疫苗、水痘疫苗和子宫颈癌疫苗等。该计划还将生产商的资料公之于众，受到患者控告的厂家名称和理由都无一遗漏，要知道，通常情况下，医疗官司的法律决议其实都是不公开的。这套体系当然也有缺陷，但比起打官司来说，它帮助的人群要大得多。

上述疫苗赔偿体系在公平性和有效性方面确实很有效，但如果将其应用于更加广阔的范围，如医疗事故赔偿体系中，则会因为案例数量过多而不堪重负。即使每个医生只损伤一名患者，而患者只需要一年的恢复期（这是非常乐观的假设），全部的赔偿金额加起来也会超过美国全民医疗健康所需的成本。出于切实可行的目的，对患者的获赔资格和赔偿金数额都务必设定严格甚至乍看武断的限制。新西兰建立了一个类似的体系，已经实施了大约30 年。该体系为医疗伤害提供赔偿，条件是伤害罕见（发生率不超过 1%），并且后果严重（导致患者死亡或长期残疾）。而对于美国疫苗损害赔偿基金来说，他们并不试图辨别伤害是医疗失误还是运气不好的结果，只要符合要求，基金就会为患者的伤害和医疗需求买单，倘若患者永久性残疾，还会一次性付给患者一笔额外的赔偿，提出申请后的 9 个月内赔偿金就会到账。医疗失当诉讼中随意判付巨额赔偿的现象在这里是不存在的，而且公众都认为赔偿数额合理，也就没有人再吵闹着告上法庭了。

我们的医疗失当赔偿系统倒也起了一种作用，当一个医生犯了毁灭性的失误时，它能够疏解民愤。也许这不是一个理性的体系，但的确给遭遇最沉痛伤害的人们提供了一个发泄与抗争的途径。每隔一阵子，就有医生被判罚一笔巨款（无论公平与否），不但足以补偿患者的损失，还满足了人们对那个医生实施严厉惩罚的心理需求。虽然大多数原告从诉讼结果中一无所获，但经过诉讼，人们不再因为自己深爱的人饱受并发症折磨而跑到医院走廊里闹事，我们知道，有时的确发生过这样的事情。

在美国，每隔几年就会兴起一股"改革"医疗失当赔偿体系的风潮，超过半数的州都颁布了被医疗过失伤害的患者可获赔偿的金额上限。但这种规定既不可能使整个体系的公平性有所提高，也无法减轻病人和医生双方的挫败感，它只是对支付的金额做了一个司法上的限制而已。不过至少暂时来讲，医生们付得起他们的保险金了。

不管有没有上限，我在未来 10 年中都要支付 50 多万美元的保险金。我宁愿把这笔钱放在一项基金里，好让那些因我的治疗出现并发症的病人得到赔偿和安慰。不过，目前而言，这种愿望还不可能实现。我们只得设法应对当下的现实。

＊　　　　　＊　　　　　＊　　　　　＊

在坎布里奇市的爱德华·苏利文法院的 7A 号法庭里，巴里·兰站在一张演说台后面，代表芭芭拉·史丹利一家做结案陈词。经历了长达 7 年之久的诉讼，花费了医疗专家的咨询费和聘请司法官、法庭书记员、法官以及每小时收费 250 美元的辩护律师的费用共计 2 万多美元，一次又一次排期开庭，耗费了 12 名陪审员差不多两个星期的宝贵时间，才终于走到了这一步。开庭审理以来第一次，兰没有像往常一样来回踱步。他语速很慢，吐字清晰。他讲述时使用的语言通俗易懂。他指出，在那次决定命运的电话通话中，里德没有告知史丹利，她可以选择做一次范围更大的皮肤切除，如果他那样做了，也许能够挽救她的性命。"里德医生不是个罪犯，"兰总结道，"但他的工作出现了疏忽，而他的疏忽是导致芭芭拉·史丹利死亡的关键因素。"

然而，兰的论据不够充分，还不足以使医生的失职变得一目了然。里德的律师在结案陈词中向陪审团指出，首先，里德当时面临的医疗问题很棘手。对于第一个活检样本里是否存在癌细胞，他和另外一名皮肤科专家得出了互相矛盾的结论；第二份样本的活检也没能使疑问得到解决，而且患者本人不信任医生，认为对方不分青红皂白给她提出过度的手术建议，因而大发雷霆。其次，在事后看来，完全不能确定在当时进行更大范围的手术切除是否有用。在显微镜下，里德并没有从芭芭拉的肿瘤周围切除的组织中发现癌细胞的踪迹。被告方请来的专家已经证实，这种情况说明癌细胞可能已经扩散，再取下更多的组织也不会使结果有任何改变。更何况，里德本人自始至终都坚持说，他已经告知史丹利，她可以选择做一次范围更大的切除手术。

律师们做完结案陈词之后，肯尼斯·费许曼法官向陪审团说明了法律要点。史丹利的儿子厄尼·布劳坐在走廊一边的前排座椅上，肯尼斯·里德坐在另一边的后排，两人看起来都筋疲力尽。法官说明结束时已经到了傍晚。两人原本都以为能够在当日得到结果，可令他们失望的是，法官宣布退庭。

第二天上午，陪审团终于开始审议。就在中午之前，法庭执行员宣布判决已经达成：肯尼斯·里德在治疗芭芭拉·史丹利的过程中没有失误。史丹利的儿子倒在椅子上，眼睛望着地板，许久都没有动弹。巴里·兰则迅速地站起身来收拾文件。"这是个很麻烦的案子。"他说。里德并没有到场听判决，他整个上午都在办公室里忙着给病人看病。

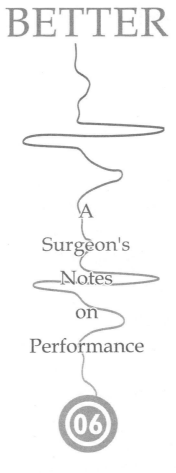

BETTER

A
Surgeon's
Notes
on
Performance

06

## 薪酬的奥秘

　　一个星期，他只排 1 天门诊，从上午 9 点半看到下午 3 点半；平均每周做 6 台手术，专精内窥镜手术。我问他，这样可以赚多少？"净赚吗？"他说，"以去年来说，大概赚了 120 万美元。"

为了当上一名医生，你得经过不知多少年的准备，如同身处一条漫长而黑暗的隧道——整日埋头苦干，不敢有半分闪失，提心吊胆地度过每一天。终于有一天，你发现自己到达了隧道的终点，在那儿有人跟你握手，还给了你一份工作，你自然是激动不已。虽然隧道中的日子很难熬，但这一天终于到来。

我在波士顿一家医院的外科做了 8 年的住院医生，到最后一年即将结束训练的时候终于等来了机会。我所在的那家医院刚好有一个外科医生的空缺，而我顺利进入了第二轮面试。这可是我梦寐以求的工作，如果顺利入职，那么除了普外科，我还能主攻自己感兴趣的肿瘤外科领域。面试的那天，我西装革履，坐在外科主任那间墙面镶嵌木板的办公室里。他坐在我对面，告诉我，我已经被录取了。"你愿意来吗？""当然愿意。"我有点儿受宠若惊。然后，他向我解释，做这个职位，头 3 年有底薪，3 年后收入有多少就全靠我自己了。我可以从病人那里收取费用，同时也要自负开支。接着他问我，我的期望底薪是多少？

这么多年来，一直都是别人告诉我要付多少钱（比如上医学院每年的学费大约是 4 万美元），或是会付给我多少钱（比如做住院医生每年拿 4 万美元的薪水）。听到这个问题，我倒是一下子愣住了。于是我只好问："请问外科医生通常都赚多少？"

他摇了摇头，说："这样吧，你还是告诉我你认为底薪多少比较合适，如果你的要求合理，我们就照你说的支付。"他给了我几天时间，让我回去好好想想这件事。

## 收费清单

大多数人都是先了解其他同行拿多少钱，然后比较一下，再估计自己应该拿多少薪水。于是我试着向很多外科的同事打听，然而大家都显得很尴尬。我装作不经意间提出这个小小的问题，他们却突然变得含糊其词，好像嘴里塞满了饼干一样。我尝试了各种各样的问法，"也许你能告诉我一周做 8 台大手术能拿多少钱"或者是"你认为我应该向主任提出什么价码"，可就是没有人愿意给我个数字。

很多人一谈到自己赚多少钱就变得十分谨慎，医生们更是如此。从医的目的不应当是为了赚钱，要是哪个医生比较在意收入多少，人们就会对他的医德产生怀疑。做住院医生的时候，我们每周工作超过 100 小时，薪水却只比最低标准高出不多，可大家都爱装出一副心满意足、安贫乐道的样子，暗示别人我们的工作多么辛苦，收入多么微薄。等到真正当上主治医生后，谈到收入问题，大家却都开始拒绝吐露半个字。20 世纪 80 年代初以来，公众调查结果显示，2/3 的美国民众都认为医生"太看重赚钱"。然而，我后来发现，医生们过度重视报酬、开支之类的事情，都是在医疗体制下迫于无奈的结果。

为了了解相关数字，我向医生组的账务办公室要来了一份"主要收费清单"，上面是诸家保险公司针对各种治疗分别给付的费用。清单的横向共有 24 栏，每一栏里分别是一个大的保险方案，纵向列出的都是医生可以开账单收费的医疗项目。目前的版本厚达 600 多页，里面应有尽有，每项都附有一个美元数字。例如，政府医疗保险 ① 的投保者第一次到医生办公室看病，"病情不复杂"者支付 77.29 美元，"病情复杂"者支付 151.92 美元。对于普通病人，肩膀脱臼复位支付 275.70 美元，切除拇指囊肿 492.35 美元，切除阑尾 621.31 美元，切除一侧肺部 1 662.34 美元。清单里面费用最高的项目是什么？先天性无横膈膜婴儿的外科重建手术，5 366.98 美元。费用最低的呢？为病人修剪指甲，10.15 美元。除了医生治疗的费用，医院另外收取其他一切成本费用。

这样一份清单看起来可能有些奇怪，它把医疗服务项目和费用一一罗列，感觉就像红辣椒快餐店里的菜单。事实上，它由来已久，至少早在《汉谟拉比法典》中就有记载，医生的报酬要按照劳动量来计算。在公元前 18 世纪的古巴比伦，如果外科医生动手术救活了病人的性命，就能得到 10 谢克尔（古代巴比伦的钱币），但假如被救者是奴隶身份，医生就只能得到 2 谢克尔。

不过，标准化的费用清单完全是现代的发明。20 世纪 80 年代，政府和私人保险公司都开始呼吁制订更加合理的医疗费用表。之前几十年，他们一直按照所谓的"常规、惯例和合理费用"向医生们支付医疗费用，也就是说，收费多少，某种程度上都由医生说了算。某些收费开始大幅提高是很自然的结果，还有一些收费与实际成本相差甚远。举例来说，当时白内障手术一般需要花费两三个小时，手术收费最高价 6 000 美元就是据此而定。后来，新技术的应用使得眼科医生能够在半小时以内完成手术，可收费并没有变化，政府医疗保险为这一种手术支付的费用在总预算里所占的比例上升到了 4%。而且总体来说，治疗过程中的费用要远远高于诊断费用。到 20 世纪 80 年代中期，医生们花一小时对疑难病症做出诊断，尽管诊断结果能够挽救患者的

---

① 美国政府专为老年人设置的保险计划，其支付金额基本处于中间水平。——译者注

生命，却只能收取 40 美元，而同样花上一小时做一次结肠镜检查外加切除一块息肉，就能拿到 600 多美元。

联邦政府认为这种情况是不合理的。原有的体制会降低初步诊治的质量，而且医生在提供专科治疗的时候容易以金钱为先、利欲熏心。因此，政府决定，收费应当与投入的工作量挂钩。这个方法说起来简单，但付诸实践却是另一回事。1985 年，哈佛经济学家萧庆伦（William Hsiao）接受委托，负责测定医生实施每一项医疗任务的确切工作量。你能测出一个人愤怒情绪的准确数量吗？绝对不切实际，萧教授这份任务与之比起来也好不到哪儿去。但他还是设计出了一套方案。他认为，工作量是时间花费、脑力投入和判断、技术与体力投入以及所承受的压力的综合函数。他组织了一个大型团队，与来自 24 个专科的数千名医生开展面谈和调查。他们单独拿出两个医疗项目——恐慌症病人的 45 分钟心理治疗和宫颈癌患者的子宫切除术，逐一分析其中的各个因素。

他们确定，子宫切除术花费的时间是心理治疗的 2 倍，脑力投入是其 3.8 倍，技术和体力投入是其 4.47 倍，风险是其 4.24 倍。总的计算结果是，子宫切除术的工作量是一次心理治疗的 4.99 倍。然后，他们照此方法对几千个医疗项目进行评估和推断，同时也考虑了管理费用和培训成本。最终，萧教授和他的团队得出了每个项目的相对价值，其中的某些评估结果令部分专家愤愤不平。不过国会把这些相对价值乘以系数，将其转换成美元，并将这份新的费用清单纳入法律。1992 年，政府医疗保险开始根据这份清单给医生们付费。不久后，私人保险公司也开始纷纷效仿（根据与地方医生缔结的约定，他们采用的系数有所不同）。

测定的结果中必然有一些不合理的成分。谁能真正断定子宫切除术就比白内障手术付出的劳动更多？后来调查人员又成立了委员会，对 6 000 多种医疗服务的相对价值进行了复查和校正。这样的艰苦探索一定还会一直持续下去，但不管怎么说，这个制度已经被几乎所有人接受了。

## 医生收入之谜

即使面前摆着这份费用清单，我还是颇费了一番周章才计算出自己会赚多少钱的。我的工作主要包括办公室约诊、一些普外科手术（阑尾切除、胆囊摘除、肠道和乳房手术），以及很多甲状腺和肾上腺手术（内分泌肿瘤是我的兴趣所在）。每台手术收费从 600 到 1 100 美元不等，我估计每周大概能做 8 台手术，假设一年工作 48 周，这么一算，天哪，好像我每年能赚 50 万美元！不过，接下来还要算几笔账。首先，我每年要花 3.1 万美元购买医疗过失保险，办公室和门诊间的租金是 8 万美元一年。我还得购买电脑和其他办公设备，雇一名秘书、一名医疗助理或者护士。外科部还要抽取 19.5% 的管理费。另外，有的病人没有医疗保险，因此付不起治疗费——要知道，15% 的美国人是没有保险的，但我觉得有义务尽自己所能为这样的病人医治，在这一点上，我和很多医生看法一致。最后，就算病人有保险，有些保险公司也比其他公司付的费用少很多。有数据表明，保险公司会找出各种借口，拒付其中 30% 的账单。

罗伯塔·帕里罗是个专门帮医生解决经济危机的专家，要是哪家医院或是诊所突然发现自己陷入入不敷出的窘境，就会求助于她。（"我就是收拾烂摊子的人。"她这么对我描述自己的工作。）最初，她在研究生阶段研究美国文学（"我要当个作家"），后来没能如愿，她就开始和康涅狄格州一家诊所合作，帮他们核算保险表格。如今她已经 50 多岁了，还是个空中飞人，常年以宾馆为家，做着这类工作。我跟她通话的时候，她正在宾夕法尼亚州，那里的一家医院只能勉强维持运作，想请她找出问题究竟出在哪里。之前一

个月，她去过密西西比州，一家由 125 名医生组成的医疗中心发现自己开始
负债；去过华盛顿市，那里的一家诊所正在为生计发愁；还有新英格兰（她
不愿意说出具体地方），一家大型医院的麻醉科室竟然亏损了 5 000 万美元。
此外，她还拒绝了十几个客户的邀请。她告诉我，一家诊所什么钱也赚不到
是很有可能的事。

医生们入行后不久就会认识到，赚钱多少和医术水平高低其实没什么联
系，而在很大程度上取决于他们如何处理业务收费中自费的那部分。很多医
生都指望病人自己搞定保险问题，这恰恰就是他们收不到钱的原因。假如某
个医生呈送了一张账单，而保险公司拒绝给付，除非事情在 90 天内得以解
决，否则就别想保险公司付一分钱。这时再把账单交给病人的话，很多病人
也不会付钱。因此，她说："要想赚钱，你就得自己承担很多跟保险有关的
麻烦事。"

"病人打电话来预约看病时，情况分为几类，"她说，"如果病人没有保险，
你就得看看他们是否具备获得国家援助计划，譬如政府医疗保险的资格；如
果他们有保险，你还得看看自己在承保的保险公司那里是不是一个有资格的
医生。另外，你得确认保险公司的保单里包含了病人要在你这里做的治疗项
目，并弄清楚这项治疗的相关条款。若是病人从别的医生那里被转过来，你
要确定他或她要有正确的治疗编号。你还要了解病人的保单里是否规定有一
些自付费用或是大笔的免赔额，如果是这样，病人到你这里看病的时候就要
把钱带来。"

帕里罗说："这时病人们一定会觉得心烦，他们会说'我是有保险的！
我凭什么还要付钱！我没带钱！'在这个时候，你就得充当经济顾问，向他
们解释。如果你因为尴尬或不好意思，没有坚持要他们带好现金、支票或信
用卡再来，于是你不管三七二十一还是给他们看了病，结果是你将会损失

20% 的医疗费用（自付费用大约就是这个比例），这可一下子就超过了你的利润。"

就算把上述情况一一理顺，事情也还没完，你还得接着挑战令人头昏脑涨的保险规定。如果你是外科医生，可能要为每次办公室约诊和每一台手术弄一个单独的治疗编号，也许还需要一个预先许可号码。之后，你要在正确的账单表格上记录下治疗编号、预先许可号、保险方案编号、诊断结果代码、疗程代码、约诊代码、你的税务登记号以及其他任何保险公司额外要求的信息。"搞错了一项，对不起，没钱——拒付。"帕里罗说。保险公司也有一些软件程序，专门用来挑某些诊断、疗程和约诊代码的错，然后拒绝支付。一旦发生拒付，整个账单就会被转交给病人。这时再给保险公司打电话，就只能听到自动应答和无休无止的等待音。

帕里罗的建议相当直接。她说，医生们必须把账单系统计算机化；他们必须小心核对寄出的账单以及保险公司寄回的款项；他们必须聘请专人与保险公司打交道。假如运作得当，保险公司的拒付率会从 30% 降低到 15%。她跟我说，这样医生才能赚到钱。一路走来，每一步都是与保险的战争。

✳　　　　✳　　　　✳　　　　✳

我自己在当住院医生期间，总是听到一些年长的医生们说丧气话，他们说，要是早点知道事实，就绝对不会从医。他们当中的很多人似乎就是没办法搞明白有关保险的一堆麻烦事。这也许能够解释为什么在 2004 年对马萨诸塞州医生所做的一次调查中，58% 的人都认为自己的收入与工作时间不相符，56% 的人认为自己的收入跟其他类似的专业人士相比没有竞争力，40% 的人预计未来 5 年自己的收入会减少。

达特茅斯大学的教授威廉·威克斯（William Weeks）对医生的职业生活

展开了一系列的研究。他和同事们发现，医生们的工作时间确实比其他任何职业都长。（普外科医生的普遍工作时长是每周 63 小时。）他还发现，假如把上大学和职业医学院的费用看作投资，读医学的回报比其他一些专业要稍低一筹。他对平均成绩相当的医学院、法学院和商学院毕业生的收入进行跟踪调查，发现这些人到了中年后年回报率分别如下：基础医疗 16%，外科 18%，法律 23%，商业 26%。总体上都不算差，但医学与其他两门学科相比还是有明显差距。一般来讲，医生从业 5 ～ 10 年期间收入会到达顶峰，然后，因为长时间工作的意愿减退，或体力跟不上，收入会有所下降。

不过，抱怨自己的收入似乎有些俗气。事实上，2003 年，从事基础医疗的医生的平均年收入是 15.7 万美元，像我这样的普外科医生是 26.4 万美元，而某些专科的收入还要高出很多，如整形外科医生、心脏病专家、疼痛专科医生、肿瘤专家、神经外科医生和放射科专家一年的收入往往会超过 50 万美元。说到底，我们工作的目的是追逐利益，也是为了救治患者，我们无须在两者中选择一个，堪称幸运。

不过，也有一些人在两者间做了选择，他们的收入较大多数人要丰厚得多。我曾经与一位外科医生交谈过，他在美国东海岸的一家医院（他所在的医院不希望他或者医院的名字出现在跟这个话题有关的出版物上）做了 30 年的普外科医生。他说，他热爱自己的工作，但他的工作安排从不过度密集，每周只有一天的办公室约诊，时间从上午 9 点半到下午 3 点半，一周大约 6 台手术。他专攻腹腔镜手术 ①，并掌握了一套特殊的技术。他不需要在半夜做急救手术。我兜着圈子问他这么做能赚多少钱。"你是说净收入？"他说，"去年大约 120 万美元吧。"

有一刹那，我屏住了呼吸。至少在过去 10 年里，他每年都能赚 100 多

---

① 采用精密的手术器械和纤维光学摄像机实施的微创手术。——译者注

万美元。我想不通，做普外科手术怎么可能赚这么多钱？这太不可思议了！
他对我的反应好像已经司空见惯了。"我觉得医生都在自我压制收入，"他说，
"我们工作的收费跟水管工或电工差不多，甚至还要低一些。"他指出，做那
些工作可不需要经过 10 来年的学习和培训。他不赞同让保险公司来钳制我
们自己应得的报酬，所以，他不接受保险付费的方式。如果你要找他看病，
就得现金支付。至于之后想找保险公司理论，让他们报销，那就是你的事了。

他是按照他认为市场能够容忍的标准来收费的，例如，腹腔镜胆囊切除
手术（切除胆囊是普外科最常见的手术之一），保险公司会付给医生 700 美
元左右，而他开价 850 美元；胃底折叠术（防止胃酸回流的手术），保险公
司付 1 100 美元，他的标价是 1 200 美元。尽管收费高，他这里却从不缺病人。

我不知道别人能否轻易复制他的成功。毕竟他工作的地方是一个大都市，
那里的很多人都拥有丰厚的收入和条件宽松的保单，他们有能力付钱给他；
而且，他是那个领域里的明星医生。"我从心底里知道，我能够做其他医生
做不到的事情。"他这样对我说。

假如我依样画葫芦，拒绝保险付费的方式，并按市场能够承受的最高标
准来收费，虽说一年赚不了 100 万美元，但也比不这么做强得多，还能避开
一切有关保险的麻烦事。不过，我真的想当一个只为付得起钱的人看病的医
生吗？

"为什么不呢？"那位医生说，"要是谁认为我们做医生的就非得无私奉
献，那他就是自欺欺人。"他告诉我，从在我们手中抽提成的医院方，到应
该付给我们钱的保险公司，大家为了赚钱，都在压榨我们。"2005 年，美国
安泰保险金融集团首席执行官的年薪是 1 000 万美元，"他指出，"这些都是
营利性质的公司。保险公司能赚钱，就是靠克扣给医生们的报销金，要么就

是干脆拒绝为我们已经提供的服务付费。"在他看来，我们根本不需要跟保险公司牵扯不清。他的观点是，医生们得明白，我们其实是在做生意，就是如此而已，越早接受这个现实越好。

他的态度坦率明了，让人听着也不禁心有所动。不过，如果行医纯粹是一门以赚钱为目的的生意，如果当医生跟推销汽车没什么两样，那我们为何非要去接受长达 12 年的医科培训，就像商学院那样随便读两年不就行了吗？做一些对大众和社会有意义、受人尊敬的工作，这起码应该是我们从事这个行业的部分初衷吧！所以，大多数医生仍然觉得，即使病人的保险公司让我们恼火，或者他们根本没有保险，我们还是要有医治病人的责任。辜负了普通大众，为社会做特殊贡献也就变成了一句空话。我能理解作为医生想要规避保险事务的心情，可是难道就没有其他可行的方法吗？

## 医保改革试验

1971 年，一名叫哈里斯·贝尔曼的 33 岁内科医生决定搞一项小小的变革。他和一位刚刚完成普外科训练的朋友返回故乡新罕布什尔州，在纳舒厄城定居下来。两人联合了一位小儿科医生、一位保健医生和一位产科医生，共同为患者提供医疗服务。他们向患者收取固定的年费，并无任何账务需要保险公司支付。这是个激进的试验。他们自己领取固定的薪水，没有专科上的差别，每年 3 万美元，这对当时的职业医生来说算是中等水平。他们还另外购买了再保险险种，一旦他们的病人患了十分严重的疾病，治疗费用超过5 万美元的部分就可获得赔偿。

这个计划是可行的。现在已经 68 岁的贝尔曼向我披露了详情，他们将其命名为"马修·桑顿卫生计划"。马修·桑顿是一位医生，是当年代表新罕布什尔州在《独立宣言》上署名的 3 个人之一。本质上，他们是一个卫生维护组织，只是规模很小罢了。然而在很短的时间内，就有大约 5 000 名患者签约加入。医生们忙得热火朝天，而且相互之间很少有意见分歧。刚开始，他们没有设立次级专家，于是每次把患者转送到眼科专家或者整形外科医生那里，就得由桑顿的医生付约诊费。后来，他们要求那些专家接受每月收取固定费用的方式，并省略了那些麻烦的书面手续。

贝尔曼说："有些人同意了。这一举措对治疗工作也产生了显著的效果。例如，泌尿科医生突然提高了工作热情，热衷于教我们分辨哪些病人必须由专家亲自过目，哪些我们可以自行处理，他们过来给我们免费开讲座，讲解如何处理尿中带血的患者，如何判断病情的轻重。眼科专家告诉我们如何处理眼睛瘙痒和流泪。他们不再为了赚钱而看诊，而且想方设法确保我们这里实施的医疗更加有效。"

几年后，随着市价上涨，他们的收费开始低于其他保险公司。企业雇主们纷至沓来，签约加入的人数飞速增长。贝尔曼必须聘请更多的医生才行。这样一来，情况变得复杂了。他说："初期阶段，大家都很投入。我们勤奋工作，无私奉献，废寝忘食，加班更是家常便饭。后来，我们规模变大，招聘了更多的员工，却发现别人加入我们是出于其他的动机。那些人喜欢的是拿固定薪水的工作和生活方式，他们认为这样一来，当医生就只是个工作而已，不用再没日没夜地干活。有些人还是兼职的。我们发现人们快到下午 5 点就开始看表，工作效率的问题越来越突出。"后来，当他们试图引进一些专家来全职工作时，那些人却拒绝领与其他人同等的薪水。为了聘请一位整形外科专家，贝尔曼不得不给他开出了高薪。破了第一次例以后，他不得不对同事们的薪资事宜进行了一次又一次的调整。

贝尔曼告诉我，在这 30 年里，他绞尽脑汁，几乎试遍了所有的薪酬机制。

不管工资是升是降，人们还是一到下午 3 点就往家跑。他试着按照服务项目支付薪水，结果面前的文件堆积如山，医生们抬高收费以赚取更多的钱。他为提高效率设计复杂的奖金制度，给医生们提供专门的管理费；他给病人设置现金账户，让他们自行向医生付费。但没有一个制度既简单易行，又能够在节约成本和保障医疗质量之间取得很好的平衡。

到 20 世纪 80 年代中期，已经有 6 万名患者加入了马修·桑顿卫生计划，这主要得益于他们在成本控制方面做得比别家更加出色。它成了新罕布什尔州第二大保险商。然而，到了这个阶段，医生们无论对贝尔曼本人还是他制订的规章和签订的合同都越来越不满。1986 年，贝尔曼离职。后来，马修·桑顿卫生计划被蓝十字公司收购。紧接着，贝尔曼就任塔夫茨卫生计划的首席执行官，那是新英格兰地区最大的医疗保险商（在那里，他本人拿的是首席执行官的薪水）。这场激进的试验彻底告终。

\*　　　　\*　　　　\*　　　　\*

2005 年，美国在卫生医疗方面的支出共计 2 万亿美元——占经济总量的 1/6，平摊到个人头上是 7 110 美元。政府和私人保险公司分摊了大约 80%，剩下的部分大多来自患者腰包。医院拿到了其中的 1/3，独立开业医生拿 1/3，其余的都流向疗养院、处方药和保险体制管理的成本等方面。美国民众似乎对医疗质量都相当满意，但医疗保险费用就不那么讨人喜欢了——2005 年医疗保险费上涨了 9.2%。

虽然医生们的净收入在医疗成本中只占很小的比例，但大部分成本控制都是由我们负责经手的。仅仅一天的办公室约诊，我就要为我的病人开出各种处方，包括专家会诊、手术、住院、X 线片以及药物等，总价值在 3 万美元左右。保险公司对这些服务项目的报销情况如何，势必会影响我的决定。为了这个原因，医生们无法不重视金钱，免不了在正确（医德）和成功（收入）之间做出艰难选择。

我记起 12 年前接到过心脏外科医生的账单，那位医生救了我儿子沃克的命。账单上的总金额将近 25 万美元。我付了多少？只有 5 美元。第一次把沃克送去急诊室时，他脸色苍白、痛苦挣扎，医生诊断出他患的是心脏病，这 5 美元就是当时我们需要自付的部分。那时我还只是个实习生而已，绝不可能为他的医疗费支付很多钱，要是这样，我们早就已经为了儿子倾家荡产了。但是有了保险，就意味着当时不论是我和妻子、医生还是护士，每个人唯一需要考虑的就只有我儿子的病情而已！这实在太美好了。不过，这也可能导致经济学家所谓的"道德风险"，既然账单由其他人来付，那我就不会在乎为了救儿子要花多少钱，或是医生要收费多少。对我来说，那些医护人员救活了我的儿子，他们就算收 100 万美金也不为过。不过，既然由别人来结算这些账单，还是把质疑收费的事情交给他们去烦吧。医患与保险公司之间的对立关系由此而来。不管提供保险的是政府还是哪家公司，双方恐怕永远都免不了为了收费金额、拒付账单、预先许可之类的事情争执。

尽管大家在付费问题上总是争论不休，可医疗报销的金额还是高得惊人。现今，美国医生的酬劳比世界上其他地方的同行都要高。我们的收入是受雇阶层平均工资的 7 倍，而且这个差距还在不断拉大（在大多数工业化国家里，这个比例都低于 3）。所以，美国的医疗界才能够吸引到大批人才加入这个行列，医生们也比其他行业的人更愿意在工作中付出努力。

但是，我们整个国家对那些没有保险的人却关心甚少。7 个美国人当中，就有 1 个没有保险。年龄不到 65 岁的人群当中，有 1/3 将会在未来两年内失去保险。这些人没有达到贫困线以下，年龄上也没有老到可以享受政府的保险，而且他们的工作也不理想，没办法给他们提供保险。这个群体很难找到愿意为他们看病的医生，非常容易被高额的医疗费拖累破产。而且事实证明，如果他们不幸患上高血压、心脏病、阑尾炎和癌症等疾病，很可能无法及时发现，或是得不到充分治疗。我们这套错综复杂的保险体系其实漏洞百出，必须进行变革的时候很快就要到了。

※　　　　　　※　　　　　　※　　　　　　※

跟外科主任面谈过后几天，我又来到他的办公室，说出了我心目中那个数字。

"没有问题。"他说，于是我们握了手。从这一刻开始，我也得对自己的收入三缄其口了。之后，我们又聊了一会儿怎么把研究融入实践，我要值多少个夜班，还有怎样腾出时间陪伴家人。眼看着即将踏上新岗位、履行新职责，我满心欢喜，又有些担心自己干不好。

会面临近结束的时候，我突然想起还有一个重要问题没提出来。

"请问医疗保险方面的福利是怎样的？"我问道。

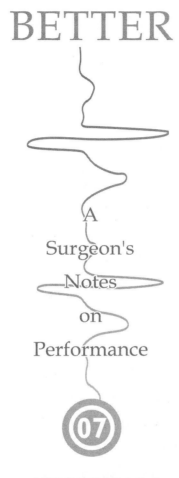

BETTER

A
Surgeon's
Notes
on
Performance

07

## 死刑室里的医生

1992 年，连续谋杀 3 人的罪犯哈丁被送进毒气室。此次死刑足足耗时 11 分钟，哈丁才死亡。现场的恐怖无以名状，在场的记者因为惊吓过度而号啕大哭，首席检察官当场呕吐，监狱长坚持说如果不改用其他方式行刑，他就辞职。

20 06 年 2 月 14 日，美国加利福尼亚州一个地区法院判处谋杀犯麦克·莫拉莱斯被注射死刑，同时公布了一项前所未有的裁定。该裁定下令，执行注射死刑时，必须有一名医生，特别是麻醉师在场，亲自监督整个过程，否则，就要彻底改变注射死刑的标准方案。根据标准方案的规定，首先要大剂量注射一种麻醉剂硫喷妥钠，罪犯将在注射后一分钟内停止呼吸并失去知觉，接着注射泮库溴铵（一种神经阻断剂和肌肉麻痹剂），最后注射致命剂量的氯化钾。

法官发现，根据死刑执行日志的记录，之前被执行注射死刑的 8 名犯人中，有 6 人在被注射泮库溴铵之前并没有停止呼吸。这个发现的性质非常严重，这表明犯人很可能感觉得到泮库溴铵引起的窒息感（类似被活埋一样）以及氯化钾带来的剧烈疼痛。这与美国宪法第八修正案中规定禁止对犯人施以残酷和非常刑罚的精神相悖。因此，法官下令，死刑室里必须有麻醉师在场，负责判定第二次和第三次注射之前犯人是否已经足够失去知觉——否则就由一名普通医生来监督执行，只注射硫喷妥钠来处死犯人。

加利福尼亚州医学会（The California Medical Association）、美国医学会（American Medical Association）和美国麻醉医师协会（American Society of Anesthesiology）闻讯后，立即强烈抗议让医生参与死刑执行的决定，他们

认为这样做完全背离了医疗道德准则。美国医学会的主席告诉记者："医生是救人的，不是刽子手。"然而，仅过了两天，监狱官员就宣称他们已经找到了两名愿意参与的麻醉师。法院同意不透露他们的姓名，并允许他们不在死刑见证者面前暴露身份。可是，联邦第九巡回上诉法院又补充了一项规定，要求麻醉师在犯人未能按预期失去知觉的情况下亲自注射额外的药物。他们不能接受这样的要求，于是两人在执行前一天都退缩了。行刑时间因此而推迟（莫拉莱斯在死囚区里一直待到 2007 年 1 月）。但是自此以后，联邦法院坚持要求，执行注射死刑时必须有医学专业人士在场予以辅助。

在美国，执行死刑成了一个医学过程。在这样的现实之下，一些医生和护士被要求参与执行过程，他们不得不在职业道德准则与外界社会需求之间做出选择。医学界的道德准则并不见得始终正确，当然，外界社会的惯例也是一样。施展专业技能、依照法律和尊重道义三者之间存在着本质上的矛盾，然而有时候却又纠缠不清。因此，我很好奇那些医护人员是如何衡量并做出选择的。

# 5 种执行死刑的方法

美国执行死刑的方式一直在不断改革，莫拉莱斯案的裁定使其达到了高潮。1976 年 7 月 2 日，在"格雷格诉佐治亚州"一案中，最高法院的裁定将死刑合法化，在此之前，死刑已经中止执行长达 10 年之久。6 个月后，1977 年 1 月 17 日，格雷格案裁定后的第一次死刑在犹他州执行，犯人加里·吉尔摩由于杀害普若佛一家汽车旅馆的经理本·布什内尔而被执行枪决。

不过，枪决的方式被人们认为过于血腥，并且很难控制。（例如，吉尔摩中弹 2 分钟之后心脏才停止跳动，而且射手有时候在扣动扳机的瞬间会迟疑。1951 年，犹他州就发生过一起很有名的事件，5 名步枪射手从一段距离外瞄准死刑犯埃里希欧·马尔斯的心脏射击，结果却只击中他的右胸，最终导致他慢慢失血而死。）

绞刑就更不人道了。犯人被施刑后，颈椎第二节椎骨断裂、横膈膜麻痹，最后窒息而死，即使在最理想的状况下，整个过程也需要一分钟。

毒气室也好不到哪里去。氰化物气体通过破坏人体内一种名为"细胞色素氧化酶"的活性酶的活性，阻止细胞与氧气结合，从而使人窒息而死。这个过程比绞刑更长，而且窒息的犯人在毒气室里拼命挣扎，然后因为缺氧慢慢衰弱至死的景象，令公众极其反感。1992 年，在亚利桑那州犯了 3 起谋杀案的唐纳德·哈丁在毒气室里挣扎了 11 分钟才窒息死亡，当时的场景恐怖至极，在场的记者被吓哭，首席检察官忍不住呕吐，监狱长宣称如果再被迫执行这样的死刑，他就辞职不干了。1976 年以来，只有 2 名犯人被枪决，3 名犯人被处以绞刑，11 名犯人在毒气室受刑。

格雷格案获裁定之后，在被处死的前 100 名罪犯当中，有 74 人被施以电刑。到现在为止，共有 153 名罪犯以这种方式接受了死刑。一般来说，电刑应该让人死得更快，也不至于那么残忍，但官员们发现电流有时突然增大，会烧焦犯人的皮肉，有时还会使犯人的身体着火，验尸程序往往要等到尸体冷却下来才能进行，而且有些犯人被电击几次后才会毙命。1979 年，在亚拉巴马州，约翰·路易斯·埃文斯三世在两轮 2 600 伏的高压电击后仍然活着。监狱长打电话请示乔治·华莱士州长后，州长下达了继续进行电击的指示。第三轮电击之后，埃文斯痛苦挣扎了长达 20 分钟才最终死去。坐在见证席上的见证人们都尖声惊叫不已。只有佛罗里达、弗吉尼亚和亚拉巴马三个州坚持采用电刑，后来也在最高法院的施压下放弃了这种方式。

目前看来，致死性注射是法院能够接受的唯一的行刑方式，这种方式比较人道，符合美国宪法第八修正案的要求——很大程度上是因为它将行刑过程医学化了。犯人仰躺在移动病床上，白色的床单一直从胸部盖到脚，药物从手臂的静脉导管注射进去。根据 1977 年俄克拉何马州大学麻醉学系主任史丹利·多伊奇（Stanley Deutsch）设计的执行规程，犯人首先被注射 2 500 ～ 5 000 毫克（是普通治疗中建议最大用量的 5 ～ 10 倍）的硫喷妥钠，这个剂量足以完全终止大脑的活动，接着被注射者会呼吸停止、循环系统瘫痪，从而死亡。不过，单独使用硫喷妥钠需要 15 分钟甚至更长时间才能致死，犯人可能会表现出透不过气、挣扎或者抽搐的样子。因此，注射硫喷妥钠后一分钟左右，要再注射 60 ～ 100 毫克（常规剂量的 10 倍）的泮库溴铵来麻痹犯人的肌肉。最后再注射 120 ～ 240 毫克的氯化钾，使犯人的心跳迅速停止。

＊     ＊     ＊     ＊

官方中意这种方式，因为它借鉴了已有的麻醉技术，把执行死刑变得像是熟悉的医疗程序，能够避免发生过去那种恐怖场景，不会引发民众抗议。（在密苏里州，执行场所甚至被搬到了监狱医院的操作室。）这种方式对见证人的心理影响也较小；药物成本低廉，且取用方便（相比之下，氰化物气体和 3 万瓦的发电机却很难找到）；而且，官方还可以请来医护人员协助解决技术问题，有了他们，不但可以向大众证明这种方式不会造成痛苦、值得信赖，而且显得整个执行过程更加专业化。

但医学界人士却对此十分反感。1980 年，当官方首次采用多伊奇的方法准备安排执行死刑的时候，美国医学会通过了一项禁止医生参与的决议，申明这种行为从本质上说是违反医德的。不过，决议本身有些笼统，譬如它没有提及是否允许医生在死刑现场宣布死亡，之前这是行刑过程中医生需要履行的任务之一。因此，美国医学会在 1992 年版《医学道德准则》

（*Code of Medical Ethics*）中对这项禁令做了详细的阐述。《医学道德准则》第 2 款第 6 条规定，尽管医生个人对于死刑的态度是"纯粹个人的道德决断，他人无权干涉"，但"医学是一个即使只存在一线希望也要奋力维护生命的职业，医生作为其中的一员，不应当参与任何法律授权的死刑执行过程"。《医学道德准则》还进一步规定，被禁止的参与行为包括：作为行刑程序一部分的开药或用药举动、监测生命指征、提供技术建议、挑选注射位置、亲自动手或指导放置静脉导管，即便只是以医生的身份出现在现场也不可以。宣布死亡也属于被禁止的行为，这是因为如果发现犯人还活着，医生也不可能实施抢救。只有两种行为是被允许的：第一，在犯人的要求下预先为其注射镇静剂以平复其焦虑；第二，在其他人宣布犯人死亡之后，在死亡证书上签名。

矫正医生协会（Society of Correctional Physicians）制定的医德准则中，禁令则更为严格："惩戒机构中的卫生专业人员……不得牵涉死刑执行的任何方面。"美国护士协会（American Nurses Association）也发布了类似的禁令。只有全国性的药剂师组织——美国制药协会（American Pharmaceutical Association）允许医生参与，他们认为药剂师自愿为执行死刑筹备药物是符合道德的行为。

然而，各州法院都希望医学人士能够到场指导。1982 年，得克萨斯州立监狱医学主任拉尔夫·格雷和另一位医生巴斯科姆·本特利答应参加美国首次注射死刑，不过他们只负责宣布犯人死亡。可是一到现场，就有人来劝说格雷为行刑组指示最佳注射位置。医生们仍旧拒绝就注射事宜给出任何建议，只是默默地看着监狱长准备医药用品。可当监狱长试着推注射器时，却发现根本推不动。原来他把所有的药品都混在了一起，它们互相起反应，凝结成了白色的沉淀物。

"我本来可以告诉你的。"据称，其中一名医生一边摇头，一边这样说。

重来一次以后，格雷走过去准备宣布犯人已死亡，但发现他还活着。医生们也算是行刑组的一员，于是他们建议注射几种药物前后要相隔一定的时间。

而今，38 个保留死刑的州都采取了注射死刑的方式。1976 年以来被处死的 1 045 名杀人犯中，876 人接受了注射死刑。尽管美国医学会和各州医学协会强烈反对，仍有 35 个州明令允许医生参与行刑。实际上，有 17 个州（包括科罗拉多、佛罗里达、佐治亚、爱达荷、路易斯安那、密西西比、内华达、北卡罗来纳、新罕布什尔、新泽西、新墨西哥、俄克拉何马、俄勒冈、南达科他、弗吉尼亚、华盛顿和怀俄明）不但允许，而且把医生的参与作为一项规定。为了保护参与的医生，避免这些人因为违反《医学道德准则》而被吊销执照，各州普遍承诺为他们保密，并为他们提供豁免权。然而，还是有个别州要求医生出庭，向社会公众担保行刑程序是合法且人道的。尽管享有豁免权，其中一些医生还是面临被吊销执照的危险，只是暂时还没动真格的罢了。

各个州都已经发表正式声明，医护人员，包括监狱雇用的医护工作者在内，有权拒绝以任何形式参与死刑执行。但他们还是找到了一些愿意参与的医生和护士。这些人是谁？他们为什么这么做？

## 行刑的医生如何面对医德的拷问

想要解答这些疑问并不容易。这些医护人员的身份很难确定，一方面，州政府不愿意透露他们的姓名，另一方面，他们也不愿意讨论自己在其中充当的角色。不过，在我能够接触到的 15 人当中，还是有 4 位医生和 1 位护士答应和我交谈，他们总共协助过至少 45 次行刑。没有人是死刑的忠诚信徒，参与其中的理由也都是一言难尽。大多数人都说，这种角色是不知不觉之中套到他们身上的。

A 医生在他所在的州里参加过大概 8 次行刑。谈起这个话题，他表现得极其不自然。不过，最终他还是同意给我讲述他的经历。

他将近 60 岁，是一位获得认证的内科和危重症治疗医生，已经和家人在小城里居住了 30 年。他非常受人尊敬，当地有名望的人，包括银行家、医疗界同行和市长在内，身体出了状况几乎都会先来找他。他所在的小城里正好有一座监狱，监狱长又恰好是他的病人。几年前某一天看病的时候，两人聊了一会儿。监狱长抱怨监狱诊所人手不足，问 A 医生是否愿意时常过去为犯人看看病。A 医生答应了。尽管在自己的诊所里他能赚更多的钱（监狱只付给他每小时 65 美元），但是监狱在社区中也是很重要的部分，而且他觉得监狱长的为人很不错，一个月又只需要去几个小时而已。他很乐意帮这个忙。

就这样过了一两年，监狱长请求他在另一件事情上给予协助。那个州判处了一个罪犯死刑，经立法表决，决定采用注射死刑的方式，而执行地点就在监狱长所在的监狱。他说他需要医生，问 A 医生是否愿意帮忙，并说不用亲自注射，只要帮忙监测心跳和脉搏就可以。监狱长给医生一些时间考虑这个请求。

"我的妻子很不高兴，" A 医生告诉我，"她冲我喊：'为什么你想到那种地方去？！'"但他感觉被激怒了。"我了解这些凶手的部分过往。其中一个在抢劫便利店的时候打死了一个有 3 个孩子的母亲，逃走时还枪杀了一个站在车边的男子。还有一个罪犯绑架了一名 11 岁的小女孩，实施强奸并活活勒死了她。我并不是死刑的坚定拥护者，但我觉得这类人渣罪有应得。从法律上说，死刑命令是法庭依据法律发出的。而从道德上，你想想这些人的兽行……"最终他还是决定帮忙。他说，原因是他只需要帮忙监测，监狱长和社区需要他这么做，况且判决是社会的命令，死刑是对罪犯很合理的惩罚。

第一次参与行刑时，他奉命站在一块幕布后面，从一台心脏监测器上观察死囚的心率。在玻璃窗另一面的见证人看不到他，死囚也看不到他。一名行刑人员在犯人身上置入两根静脉导管，另外有人接连把 3 种药物注射进去，不过他看不到那人的样子。他看着监测器上原本正常的心率慢了下来，然后波形变宽。药物的毒性发作，犯人的心率先是呈现出高耸的波峰，然后是颤动的微小尖峰，最终由于心跳停止而变成一条平缓、一动不动的直线。他等了半分钟才向另一位医生示意，那位医生走出去，把听诊器放在犯人已经没有心跳的胸口上听了 30 秒钟，然后告诉典狱长，犯人已经死亡。半小时后，A 医生结束了任务，他从侧门出去，穿过外面的人群，走到停车的地方，开车回家。

接下来的 3 次行刑里，他们都碰到了麻烦。一个犯人浑身都是肥肉，还有一个曾经是静脉注射吸毒者，第三个更糟，又胖又有吸毒史，因此很难找到静脉插入导管。行刑人员用针头戳了一次又一次，半小时也没成功，只得放弃。这可是监狱长事先没预料到的问题，他知道 A 医生在这方面是个老手，于是问他是否能帮忙试试。

"可以，让我看一下。"A 医生决定帮忙。

这就是一个转折点，但他当时并没有多想。他认为，他在那儿就是提供协助的，他们遇到了困难，所以他就搭把手。他可没想过其他的事情。

他告诉我，在其中两名犯人身上，他找到了合适的静脉，插入了导管，但另一个他怎么也找不到。因为大家都把希望寄托在他身上，他觉得自己有责任解决问题。犯人的情绪也很平静。A 医生还记得犯人对他说："换了他们，永远也找不到那根静脉。"这话几乎算是对他的安慰了。他决定从中央静脉插管进去，直接连到胸腔。人们一阵忙乱，开始到处找工具箱。

我问他是怎么放置导管的。他说，就像对待"其他任何病人"一样。他决定从最常规的锁骨下静脉入手，那是位于锁骨下方的一条大静脉。他打开工具箱，向犯人解释他将要进行的每一个步骤。我问他这时犯人有没有感到害怕，他说："没有。那个人非常配合。"他戴上无菌手套和口罩，穿好白大褂，用消毒剂擦拭犯人的皮肤。

"为什么这么做？"我问。

"职业习惯罢了。"他说。他为犯人实施局部麻醉，一针就扎入了静脉。他检查了一下，确认暗色的静脉血顺畅平缓地流出来。他把一根引导线从针的中间穿过，然后是扩张器，最后导管也被穿了进去，一切顺利。他用生理盐水冲洗导管，并将导管固定在皮肤上。然后，他像往常一样换上一件干净的衣服，回到幕布后面继续监测。

他真正遇到困难的情况似乎只有一次。那个杀害了一名警察的罪犯体重将近 160 公斤，行刑组没费什么力气就放好了静脉导管，但是当 3 种药物都被注射进去之后，犯人的心跳却没有停。"那是一种垂死、痛苦的心跳节律。"A 医生说。心电图上的波形已经拓宽了，心跳每分钟只有 10～12 下。"他已经死了。"他坚持认为。不过，心跳还在继续。行刑组都指望他来拿主意。他对我讲述了接下去发生的事情，跟我从另一来源了解到的情况大相径庭——有人告诉我，他指示行刑组再注射一剂氯化钾。当我问他是否这么做过时，他说："没有。在我的记忆里，我什么都没说。我想也许是另一位医生说的。"无论如何，所有的行为界线都被打破了。他本来只是同意以观察心搏监测器的方式参与行刑，但在真正的行刑中，也许他不算是亲自处死罪犯的人，但也相差不远了。他为此感到十分苦恼。

我问他，是否意识到他的行为，无论是负责监测还是协助官员注射药品，都与美国医学会公布的《医学道德准则》相悖。"我一点儿也没往那方面想。"他说。事实上，1999 年，有人曾就这个问题做过一次调查，结果发现只有 3% 的医生了解这一准则的相关指导方针。有人在法庭上针对一次注射死刑是否人道提出疑问，A 医生恰好参与了那次行刑。于是州政府传召他为行刑过程公开宣誓作证，包括陈述处死那名需要中央静脉插管的罪犯的细节。当地报纸报道了这件事，一时间人们议论纷纷。之后不久的一天，他到诊所上班，发现门上被人贴了一张纸，上面写着"杀人凶手医生"。还有人向该州提出申请，要求吊销他的行医执照。如果说他早先没有意识到自己的所作所为触犯了《医学道德准则》，现在他可是完全清楚了。

他说，他的病人中有 90% 都支持他，而且他所在的州立法规定医生参与死刑执行是合法行为，因此州医学委员会依法保留了他的行医执照。不过他已经下定决心退出，不愿意再陷入这种争端。现在他仍会为自己的行为辩护，不过他也指出，如果他早知道美国医学会的态度，"就绝对不会让自己牵涉其中"。

※　　　　※　　　　※　　　　※

B 医生是在门诊中抽出时间与我谈话的。他是个家庭医生，大约参与了 30 次行刑。他第一次参与时，主要的行刑方式还是电刑，是后来才慢慢过渡为注射的。他直到现在也没有退出，但很显然，比起 A 医生，他对自己的参与行为持更加谨慎的态度，也经过更深入的思考。然而看起来，他的困扰比 A 医生的还要多。

B 医生也是先被一个病人找上的。他说："我的一位病人是监狱调查员。我一直不太清楚他的职责到底是什么，应该属于州政府和囚犯的中间人之类吧。他告诉我，他受雇监督州政府是否给予了囚犯应有的照顾。死刑制度恢复后，先后有两名罪犯在他们那里被处死。第二个罪犯在行刑时出了点问题，行刑程序结束后一分钟左右，医生过去检查时居然还能听到罪犯的心跳。那两名医生本来也是碍于情面才去的，因为监狱离他们医院很近，但那次行刑令他们心惊胆战，于是坚决推掉了这个工作。之后，监狱官员一直在努力寻找别的医生，但四处碰壁。就在这个时候，我的病人和我谈起了这件事。"

B 医生并不是真心想被牵扯进去的。那时候他 40 多岁。他毕业于一所顶级的医学院，20 世纪 60 年代还参加过反对越南战争的运动。他说："经过岁月的磨砺，我已经从一个思想激进的嬉皮青年蜕变成美国中产阶级的一员。我已经不再追逐潮流了。"但那位监狱调查员说，行刑组只是需要一位医生来宣布犯人死亡而已。B 医生本人并不反对死刑，因此当时他"只是稍加思索"就同意了，"不过仅限于宣布死亡"。

几天后，犯人在电椅上被处死。"当时的场面非常恐怖，"他说，"他们都说电刑一点儿也不可怕。不过要是你距离那张椅子只有 15 厘米远，情况可就完全不一样了。"他等了好久才走出幕布，来到犯人身边。过去以后，他开始了一系列的检查，测量颈动脉脉搏，用听诊器探查犯人是否还有心跳共 3 次，用笔型电筒测试有没有瞳孔反应，然后才宣布犯人死亡。

这一次经历以后，他更加认真地考虑自己还要不要继续参与。"我去图书馆查了一下。"在那里，他查到了美国医学会 1980 年出台的指导方针。根据他对那些准则的理解，如果只是宣布死亡，别的什么都不做，应该算是合乎规定，没有违背医德。（美国医学会 1992 年公布的版本中明确说明，在现场宣布死亡也是违背准则的行为之一，唯一被允许的只有签署死亡证明，而他看到的版本是在此之前的。）

那套指导方针使他打消了疑虑，他愿意继续做下去了。不过自此以后，他为自己划定了更加严格的行为界限。第一次参与注射死刑的时候，他和另一位医生在房间里。"当时行刑组正在注射药物，"他说，"从我们所在的位置能看到心脏监测器，还有很多东西，但我要求站在远离那些东西的地方。我说：'我不想看到任何监测器或心电图仪。'……有好几次找不到犯人的静脉血管，他们都想让我给出建议，但我回答说：'不行，我不会以任何方式给予你们协助。'他们也会询问有关药物剂量的问题，拿到药品对他们来说也不容易，但我说我不想牵涉到这些事情里面。"

B医生尽量与行刑过程保持一定距离，但他也承认，这么做并不是纯粹出于医德方面的考虑。他拒绝提供额外协助，行刑组就去找其他愿意帮忙的人。他很高兴有这些人在。他说："我觉得要是医生和护士都置身事外（注射死刑），就不可能按要求或按预期完成。只有那些人参与进来，我自己才能置身事外。"

"每次他们叫我去，我都为了道德问题矛盾万分。"他说。他的妻子一早就知道这些事，但直到孩子们长大成人，他才有勇气对他们坦承。对其他的人，他几乎都守口如瓶，就连他的同事也毫不知情。

他并不认为注射死刑有多么残酷。"多数情况下，犯人都是很平静地离开人世的。"他说。对于死刑制度究竟达到了什么样的目的，他心存疑虑，这才是他烦恼的事情。谈话接近结束的时候，他告诉我："整个体制都不太对劲。我自己亲眼看到越来越多的死刑犯被处死，我真的怀疑……似乎司法体系正走向死胡同。我觉得（注射死刑）没能起到任何警示作用。如果这些罪犯在小时候没有得到正确的引导，那么他们长大后的行为是不会有所改变的。事实上，有些人还没上幼儿园就已经被社会三振出局，这才是让人真正灰心的事。我没发现（死刑制度）对这些方面有所考虑。"

＊　　　　＊　　　　＊　　　　＊

在与我谈话的医疗工作者当中，警戒心最强的要数在联邦监狱系统工作的全职雇员。不过，还是有两个人同意与我就此话题进行交流，一个是南部一座州立监狱的 C 医生，另一个是在遥远的西部地区工作的监狱护士。相比 A 医生和 B 医生，他们两人看起来没有那么严重的矛盾心理。

C 医生比其他人年轻，在同事当中的职位也相对较低。他不相信我会为他的身份保密，我猜他是怕万一有人发现我们的谈话内容会害他丢掉工作。因此，尽管我有可靠的消息来源，知道他至少参加过 2 次注射死刑，他还是坚持以笼统的角度叙述一般医生们的参与情况。但他对自己的信念确定无疑。

"我认为如果打算在惩戒机构就职，（参与死刑执行）很可能就是工作内容的一部分，"他说，"为公众健康提供服务的医生对此恐怕没有什么概念。社会上很多人都觉得这些罪犯根本不应该接受任何医治。"但在工作中，他必须遵守法律，法律规定他必须为他们提供适当的治疗。当然，法律也规定了犯人必须受到的惩罚。"12 位陪审员代表整个州的居民做出了决定。我也是居民之一，法律既然已经有了决定，我认为参与执行就是我的义务。"

他进一步解释说："我想，假使有一天自己深爱的某个人被判处死刑，我会希望采用注射死刑的方式，我希望确保这个过程能够顺利完成，被处死的人不用遭受痛苦。"

那位护士也持类似的看法。他曾在越南战争中当过海军，之后做了护士。在波斯尼亚和伊拉克，他以陆军后备役军人的身份，在一个外科小组里服役。

他在危重症部门工作过多年，还在一个工作繁忙的急诊科室里当了差不多10年的护士长。后来，他换了一份新工作，在州立监狱当负责护士。就在这里，他协助执行了一次注射死刑。

那个州是第一次采用药物注射方式执行死刑。"当时，人们对致死性注射还抱着很天真的想法，"他说，"整个州里，没人了解它的复杂程度。"监狱长从得克萨斯州复制了一套操作规程，他以为这件事应该比较简单，哪里还需要医学专业人士？虽然监狱长自己没有相关经验，不过他告诉这位护士，他打算自己动手给犯人静脉注射。

那位护士问我："换作是你，作为一个医生，能眼睁睁看着这个一点儿经验也没有的人用针头在犯人身上戳弄半个小时吗？"接着他自己回答："我不能，也没有任何顾虑。如果想把这件事正确地做好，如果这件事非做不可，那我就是最合适的人选。"

这可并不意味着他觉得做这件事很自在。"不管是当海军还是当护士……我都希望自己不要变成一个冷血的人，不能视他人性命如草芥。但是社会已经决定了对犯人进行惩罚，而且这个决定经过了陪审团的多次慎重审议，"他说，"即使身陷囹圄，那名罪犯居然还设法杀害了4个人。"因为对县里的一位律师心生怨恨，他安排一名同伙趁律师本人、妻子和孩子都在家的时候炸毁了他们的房子。后来他的同伙转做污点证人，这名罪犯又找人对其严刑拷打，并在路边的加油站将其杀害。法院最终判处该罪犯死刑。这位护士完全认同这项判决。

他以严肃的态度看待自己的任务。他说："作为医疗组的头儿，我有责任确保每个步骤都做得很专业，尊重犯人的人权。"他找到州护士管理委员会的一位官员，汇报有关处死犯人的事情。委员会答复他，虽然参与死刑违反了美国护士协会制定的道德准则，但根据本州的法律，只要不亲自注射药物，其他行为都是被允许的。

于是，他向供应药品的制药商下了购买订单，帮助推选出来的行刑市民代表演练如何推注射器，与守卫一起确认如何把罪犯带出来并押送到行刑室。行刑的那一天，他清洗消毒自己的手臂，戴上口罩、帽子和手套，穿上无菌袍，像是要参加一台手术一样。他为犯人详细解释下面要进行的步骤。他在犯人身上置入两根静脉注射导管，加以固定。监狱长对犯人宣读了最终判决之后，允许他留下遗言。那位护士说："他没说自己是罪有应得，也没说自己无辜。他只说参与这次死刑的所有人都是凶手，跟他没什么两样。"

监狱长打了个手势，示意开始注射。护士把注射器按在输液导管上，示意那位市民将硫喷妥钠推注进去。"犯人刚开始说：'是的，我感觉到了……'随即昏死过去。他们完成了注射程序，3分钟以后，心脏监测器上就只剩一条直线了。在场的两名医生除了宣布犯人死亡以外，也就无事可做了。"

## 执行死刑也是一种对"病人"的责任

我本人是赞成死刑制度的。1992年克林顿参加总统竞选及其后来就任总统期间，我曾担任过高级官员。总统先生支持死刑制度，以我所处的职位来看，我理应和他保持立场一致。当然，我从没幻想过死刑能够起到遏制犯罪的威慑作用。我也十分担忧我们的司法制度是否健全，是否会草菅无辜者的性命。不过，我相信有些人的确作恶多端，被判死刑罪有应得。蒂莫西·麦克维在俄克拉何马城爆炸案中炸死了168人，约翰·韦恩·盖西犯有33起谋杀案，像这样的人被处死，自然大快人心。

然而，我从未仔细思考过具体的行刑过程。出于职业本能，我也一直认为医护人员参与处死罪犯是错误的。公众赋予我们特别而又独一无二的权力，允许我们为人们施用药物，在人们失去意识的时候，我们可以用手术刀把他们的身体切开。诸如此类的事情如果换了医护人员以外的人来做，一定会被认定是犯罪行为。我们之所以能够这么做，是因为我们的行为代表了他们的意志，是为了挽救他们的生命、缓解他们的痛苦。倘若我们手中的医学技能被政府控制，用于对人不利的目的，比如惩罚人，那恐怕就走入了危险的歧途。社会将强大的能力托付给我们，如果我们利用这些能力伤害人，就相当于背叛了社会的信任。

可是找到几位参与过处决犯人的医生和护士并跟他们交谈之后，我对自己原先的观点产生了动摇，其中对我影响最大的当属 D 医生。他是最后一个与我谈话的，是个 45 岁的急诊室医生。平时，他还在一家受虐待儿童收容所里义务做医务主任，而且一直致力于改善社会上流浪儿童的状况。他反对死刑制度，因为在他看来，这种制度不人道、不道德，并且毫无意义。不过迄今为止，他参与过 6 次死刑。

大约 10 年前，他工作的医院的那条街上新落成了一座拘留所，里面设有一家医务室，大小跟整个急诊室差不多。拘留所需要一名医生。因此，主要是出于好奇心，他开始在那里工作了。"我发现自己喜欢在那里工作，"他说，"不过拘留所里的医疗水平很低下。"他指出，拘留所跟监狱的不同之处在于，里面关押的人都是被捕候审的。大部分人只是被关押几个小时或几天，然后就会获得释放。"滥用药物、不遵医嘱的情况比比皆是。这些人有各种各样的医疗需求，是个很有趣的群体。这里的环境跟急诊室很像。你能够对人们的健康产生巨大影响。"随着时间的推移，他把工作的重心越来越多地放在拘留所。他为本地区的各家拘留所组建了一支医务组，很快就成了改善惩戒机构医疗水平的倡导者。

2002 年，他那个州曾经参与处决死刑犯工作的医生们都辞职了。官员们找到 D 医生，问他的小组愿不愿意接下这个合同。答复之前，他亲自去观摩了一场处决。"对我来说，那是一次激动人心的经历。亲眼看到那样的场景，我觉得十分震撼。"从大学开始，他就反对死刑，他目睹的那一幕并没有让他改变想法。不过与此同时，他觉得自己作为一名在惩戒机构任职的医生，有必要为此提供服务。

他查阅了这方面的道德准则，也清楚美国医学会的反对态度，但他仍然认为在犯人临死的时候，他有责任不放弃他们。"我们医生不是决定犯人命运的人，"他说，"从我的角度来看，这就相当于一个人走到了生命的尽头，就像处于疾病末期即将离开人世的病人一样，只不过这个人是被法律剥夺了生命罢了。当我们的病人无法战胜疾病即将离开人世时，我们医生一定会尽力帮他减轻痛苦。（死刑）犯人和死于癌症的病人没什么两样，只不过他的癌症就是法院的判决。"D 医生说他有"治愈这种癌症的良方"——废除死刑制度，但是"如果人民和政府不让你施用这个良方，有病人会因此而死亡，难道不应该帮他减轻痛苦吗"？

他的医疗组接下了这个合同，自此以后，每次处决犯人，他都会参与。如果行刑组在寻找静脉注射的位置方面遇到问题，医生们会提供帮助。D 医生认为，他们的任务就是确保犯人在整个过程中免受疼痛和折磨。他亲自负责观察心脏监测器，并做最后的死亡确认。他说当自己望着心电图上两条轨迹的变化时，"我几乎无法抑制自己作为急诊室医生的本能，想要施救"。除此之外，他最主要的感想就是悲哀，为牵涉其中的每个人——落得如此下场的犯人、受害人、监狱官员和医生们——感到悲哀。医疗组获得的报酬十分丰厚，共计 18 000 美元，但他把自己所得的部分全部捐给了他担任志愿者的那家儿童收容所。

我们的谈话过去 3 周以后，他告诉我无须顾虑，可以公布他的名字。他叫卡罗·穆索，在佐治亚州协助处决犯人。他说，他不愿意显得自己有所隐瞒。当然，他也不想招惹什么麻烦。虽然激进主义人士已经威胁要吊销他的执照，取消他在美国医学会的会员资格，但他甘愿陷入这场斗争。"我就是觉得不该袖手旁观，放弃我们对病人的责任。"他说。

      *          *          *          *

注射死刑可以让犯人死得毫无痛苦、平静安详，这一点是没什么疑问的。法庭已经认识到，要顺利完成整个过程，必须借助医务人员的帮助和判断——放置静脉导管、监测犯人的知觉、控制给药时间和剂量，等等。近些年，医学界已经说服肯塔基和伊利诺伊两个州通过法律，禁止医生参与处决犯人，但是，这两个州的官员还是希望继续得到医务人员的指导，于是他们转而聘请护士和麻醉护士。政府一直在努力争取医务人员的协助，而医德准则却禁止医务人员这么做，怎样协调两者之间的冲突？应该做出改变的是我们的医德准则吗？

上述几位医生和护士认为，他们的存在能够保障处决过程顺利进行并减轻犯人的痛苦，这个理由当然具有一定的说服力，我也因此踌躇了一阵。他们把犯人当作病人，衷心希望帮助他们减轻痛苦，不过在我看来，犯人始终不是真正的病人。两者之间的不同之处在于，犯人没有能力拒绝医生的"医治"，事实上，犯人本人及其家属甚至无法获悉医生的身份，而且医生们提供的医学协助主要是为政府服务的，而不是为了满足犯人的健康需求和利益。医学沦为了惩罚的工具。尽管为了减轻犯人的痛苦，医护人员可以更轻柔地放置静脉导管，更精准地控制给药时间，可是他们那双安抚之手实际上也是死亡之手。我们无法回避这个事实。

就是这个事实，让我相信我们应该遵守医德准则，立法禁止医护人员参与处决犯人。如果结果证明，死刑的执行无法避免"与宪法相悖的痛苦和残忍程度"（法院的说法），那就应当废除死刑制度。

根本没有证据说明，以终身监禁的方式惩罚最邪恶的杀人犯，会让一个社会的秩序变差，但是政府主动推翻核心医德准则，无疑会让情况更加恶化。美国政府为了满足自己的目的，要利用医学技术对个人（犯人）不利，例如让医学专业人士修改犯人的医疗档案和死亡证明，放置喂食管强迫犯人进食，以及帮助处决犯人。随着我们操控人体的能力一步步增强，政府只会越发贪图我们的技能，因此，保持医德准则免遭破坏已经迫在眉睫。

跟我谈话的4位医生和那位护士都已违背了职业原则，他们的个人行为将这些原则抛到了九霄云外。只要监狱继续依靠少数医护人员的帮助处决罪犯，那么多数人的道德准则就不能发挥作用。不过必须说的是，与我访谈过的大多数人都很严肃地看待自己的道德责任。这个事实也同样值得思考。

对所有医护人员来说，最简单的莫过于照章办事，但绝不能盲目遵从规章和法律，这也是我们每个人的责任。在医疗领域，我们随时都可能遇到矛盾：帮助患致命疾病的病人从痛苦中最终解脱、给慢性疼痛病人施用镇静剂、放弃维持危重病人的生命、堕胎和参与死刑，这些还只是其中一小部分而已。怎样做才是正确的，怎样做才是最好的，真的难以辨别，这些都是职业规则和政府法令涉及的主题。在过去，规章制度曾经有过不当之处；在未来，可能还会出现问题。在那样的情况下，我们也许需要做出选择，竭尽所能，明智审慎地做出选择。

然而，有时候我们也会犯错。例如，我认为那些医护人员迄今为止利用自己的特殊技能、以注射死刑的方式致使876人死亡，这样的行为就是错误的。因此，每个人都应当准备好承担错误造成的结果。最重要的是，当展示技能与正当运用技能之间发生冲突时，我们必须及时分辨清楚。协助处决犯人是一种极端的情形，但绝对不是唯一的，甚至不是最难处理的。

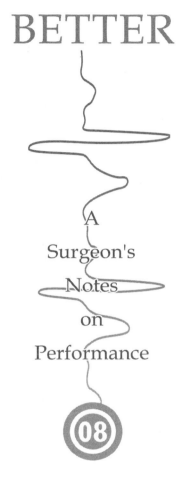

BETTER

A
Surgeon's
Notes
on
Performance

**08**

## 一个都不要放弃

　　不管早产的新生儿如何弱小不堪，看来毫无希望，还是需要给他们静脉注射，用上人工呼吸器。大多数早产儿尽管在出生之时只有 1 ～ 1.5 千克，但绝大多数不但可以存活下来，而且能正常健康地发育，靠的就是医生愿意为他们而战。

我曾经认为，医生生涯中最大的难关是学习技能。刚开始你信心满满，以为一切尽在自己的掌握之中，结果随之而来的失败马上会把你击倒。不过慢慢地，我发现其实学习并不是最困难的部分，就连高强度的工作也算不上是最可怕的，尽管有时候疲倦会把你逼近崩溃的边缘。其实，医生最难的地方在于了解自己的能力极限在哪里，哪些东西是自己无力控制的。

## 当一次手术变成长期的治疗

托马斯是我的一名患者，有一年秋天，他来我的门诊看病。他患的是库欣综合征。这是一种跟激素有关的疾病，患者的肾上腺扩张，开始分泌大量的皮质醇。患了这种病，就像是不断通过静脉注射过量的类固醇一样，而这种类固醇非但不能强健肌肉，反而会令肌肉无力。

托马斯72岁了，之前他一直是个精力充沛的人，曾在纽约一所中学任教，退休后和妻子一起在鳕鱼岬享受生活。他有高血压，右侧髋关节有时会犯关节炎，需要服药控制血压和关节炎。除此之外，他的身体算是相当健康的了。然而，去年冬天他拍摄 X 线片时发现有问题，于是又去做 CT 扫描，结果显示他的左肾长了一个六七厘米大小的肿瘤，是癌症。CT 图像上，他的肾上腺略微有些膨胀，不过程度较轻，而且在当时，相比之下，癌症是更亟待解决的问题。于是托马斯做了一次切除肾脏的手术，手术后，癌细胞看起来被及时控制住了，很快他就出院了。

可是过了几个月，托马斯的面部、腿部和双臂开始明显肿大，整个人看上去圆滚滚的，甚至有些膨胀。只要稍稍碰触，他身上就会出现淤伤。此外，他还莫名其妙地染上了肺炎——这种真菌性肺炎通常只会出现在化疗者或艾滋病患者身上，反复发作，不见好转。医生们对他的情况都感到困惑不解。他们给他做了各种检查，最终发现他的皮质醇水平高得惊人，确诊他得的是库欣综合征。CT 扫描再次显示，他的肾上腺已经扩张到常人的 4 倍，正在疯狂地分泌皮质醇。医生们又进一步检查，想要找出致使肾上腺膨胀的原因（比如说，脑垂体障碍是常见的原因之一），可是一无所获。

他变得越来越虚弱，非常容易疲劳，挪动一下都要费好大力气。那年夏天，他开始爬不上楼梯；到了 9 月，他连坐着站起身来都得挣扎半天。他的内分泌科医生尝试用药物来平衡激素，但是没有效果。到了 11 月，他已经连站都站不起来了，行动全靠轮椅。尽管一直在做抗菌治疗，但他的肺炎还是不断复发。激素从他的肾上腺不受控制地涌出来，正在一步步摧毁他的肌肉和免疫系统。

感恩节前夕，他被送到我这里会诊。在亮着白色荧光灯的陌生检查室里，他的妻子脸上流露出掩饰不住的惊慌表情，而他本人却表现得相当镇静，即使坐在轮椅上，他也显得颇有威严。他一米八几的个头，有加勒比黑人血统，说起话来清晰干脆，十足一副老师的派头。

我也直接切入正题。我告诉他，唯一能解决问题的办法就是把两个肾上腺都切掉。我解释说，腺体在肾脏的上部，就像两个黄色肉质三角形小帽子，右侧的腺体隐藏在肝脏下方，而左侧的在胃部后侧。把两个腺体都切除是很极端的办法，虽然可以解决原本激素分泌过多的问题，但切除后会矫枉过正，造成分泌激素过少，从而导致低血压、抑郁，疲劳感也会更严重，而且一旦遭遇感染或外伤，自身无法产生应激性反应，这是非常危险的。虽然服用激素药物能够减轻上述影响，但也无法完全解决问题。而且这是个大手术，可能会引发严重的并发症，失血过多、器官衰退等都有可能出现，尤其是考虑到他目前的健康状况这么差，之前又经历过切除恶性肿瘤的手术，风险肯定更大。不过，如果不做手术的话，他的身体绝对会逐渐衰弱下去，最多只能活几个月。

托马斯不想死，但他也坦承自己更害怕手术，害怕手术给他带来的伤害。他不想承受痛苦的折磨，不想离开家。我告诉他必须战胜恐惧心理。我问他，他的愿望是什么？他说他想过上正常的生活，希望能和妻子相依相伴，再度漫步在家附近的海滩上。我说，为了实现这些愿望，他应该做手术。毫无疑问，手术具有很高的风险，恢复也会很困难，而且不一定能达到目的，但那是他唯一的机会。如果一切顺利，他所希望的生活将会成为可能。他同意做手术了。

从技术上说，手术进行得非常顺利。肾上腺切除之后，他的皮质醇水平急剧下降，而且可以通过药物将其控制在正常的范围之内。死神已经远去。不过，直到现在我写下这些内容的时候，手术已经过去了7个月，他还是没能回家。他昏迷了3个星期，肺炎反复发作，我们不得不给他实施气管切开术，并插入一根进食管；后来，他的腹腔被感染，必须插入多个排泄管；医院里传播的两种不同细菌又使他患上了脓血症。他躺在重症监护室里度过了整整4个月，本来肌肉就很衰弱无力，如今身体这么虚弱，行动更加困难了。

目前，托马斯处于长期治疗中。最近一次，他躺在担架上，被送到我的办公室。复健医生告诉我，他的力气正在一步步恢复。可是在我的办公室里，他连从枕头上抬起头来都很费劲。我捂住了他的气管切口，这样他才能说话。他问我，他什么时候能再站起来，什么时候能回家。我告诉他，我也说不好。他开始哭泣。

今天，我们能够运用现代医学的先进科学和技术，虽然学习运用这些技能已经很让人头痛了，但其实理解它们的局限性才是最困难的部分。

## 不放弃一个病人、一个希望

一天，我妻子在新罕布什尔州的堂兄为了他 12 岁的女儿卡莉打电话给我。一年多以前，卡莉开始时不时地感觉透不过气来。胸部 X 线片显示她的胸腔里有一个团块，那是个淋巴瘤，和彼得·富兰克林在医学院上学期间所患的肿瘤相似。按照卡莉当时的病情阶段，治愈的可能性超过 80%。她做了 6 个月的化疗，头发掉光了，嘴上长满水泡，身体也变得很虚弱，时常恶心作呕，但癌细胞总算消失不见了。

然而，仅仅过了几个月，肿瘤再次出现，大小与之前的一样。关于淋巴瘤在化疗后再次出现的情况，书本上也没有给出具体的信息，只是说："预后（根据经验预测的疾病发展情况）很差。"不过，卡莉的肿瘤科医生还是拿出了几套可供选择的治疗方案。卡莉和她的家人决定尝试一种新的化疗方案。可是刚做完一个疗程，她的白细胞总数就急剧减少，住在医院里好几周才恢复过来。医生跟她和家人一起商量了接下来的治疗措施。他们共同决定还是尽力推进治疗，于是换了另一种化疗方式。结果，白细胞总数再次急剧下降，而肿瘤却一点儿也没缩小。

与我通电话的是卡莉的父亲罗宾，他不知道该怎么办。他们已经尝试过3种化疗方法，可癌细胞还在生长。为了抽出肿瘤造成的胸腔积液，医生在卡莉的胸腔里插入1厘米粗的软管，她又忍不住呕吐了，连进食都很困难。她浑身无力，一天天消瘦下来。放置胸管、肿瘤、扎针和换绷带，卡莉几乎每小时都要经历一次疼痛。还有一些可供选择的治疗办法——其他的化疗方式、实验性治疗，甚至还可以进行骨髓干细胞移植，但是罗宾想知道，自己的女儿究竟还有多少机会。他们应该再让她接受更多的治疗（同时也意味着更多折磨），还是把她带回家等死？

医生能做到什么，不能做到什么，许多人认为两者之间的界线简单明了，就好像病床上画着一条笔直的分界线一样。批评家们总是对我们表示不满，说医生们把国民医疗费用的1/4都花在挽救只剩下6个月生命的病人身上，这是不合理的。也许，我们确实可以把这部分徒劳无益的花费节省下来——只要我们知道病人什么时候只剩下最后6个月的生命。

既然病人不一定会死，我们医生当然会奋战到底。通过一位朋友，我结识了小沃森·鲍威斯，他是全国有名的产科教授，现在已经从北卡罗来纳州立大学荣誉退休。在交谈的时候，我问他，在他的职业生涯中，最值得骄傲的事情是什么？我以为他会提到实验室里的新发现或产科方面的新技术——他做过关于给胎儿传输氧气方法的基础性研究，而且是美国首批发现给胎儿输血的方法的人之一，但他告诉我，让他最感骄傲的是1975年在科罗拉多州立大学进行的一次实验，那时他还只是个年轻的产科医生。当时的医学界普遍认为，早产两个月及两个月以上的婴儿几乎没有存活机会。因此，医生不会为他们采取什么救治措施。然而，他决定治疗这些婴儿，不管他们浑身多么青紫，体质多么虚弱，个头多么瘦小。他找了几位医生，组成一个小组。他们并没有采用什么新技术，而是完全按照对待普通足月婴儿一样的处理方式。如果遇到难产，就做剖宫产手术。而在此之前，医生不会为了挽救一个没有生存希望的婴儿而给母亲做手术。不管婴儿看上去多么软弱无力、奄奄一息，都要进行静脉输液，给他们戴呼吸机。医生们发现，这些早产婴儿出生时虽然只有一两千克重，但绝大部分都可以存活下来，正常、健康地成长——只要医生们为他们奋战到底。

就算不确定病人能不能完全康复，我们也希望医生能够奋战到底。在伊拉克和阿富汗的战争中，军队外科医生一直在学习如何救治受伤的士兵，有的人身体遭受 100% 的烧伤，有的人头部受到严重、永久性的伤害，有的人腹部受伤并且四肢中的三肢都被炸飞，这些人都得到了治疗。在之前的战争中，这样的伤员是不可能存活下来的。虽然失去双臂、仅凭一条腿是不可能再过上正常生活的，但我们还是希望医生不要放弃。尽管伤员们的伤势空前严重，我们仍旧希望医生们以幸存者的康复为奋斗目标，我们希望他们能够努力争取，并找到解决办法。

即便是最普通的病情，我们也希望医生能够奋战到底。我 10 岁的女儿哈蒂在很长一段时间里都患有严重的银屑病。这种病不会危及生命，但她全身因此留下了粗糙的红色疥疮和鳞片状的斑块，膝盖上、背上、头皮上和脸上都有。皮肤科医生给她使用了强效的类固醇软膏和药物，病情稍微被控制住了一些，但还是有一些不听话的斑块不时地冒出来。医生说，他已经尽了全力，能用的办法都用了。现在我们只能尝试控制病情，希望哈蒂长大后能够靠自身的免疫系统摆脱这种疾病。于是，很长一段时间里，我们对她的病都无可奈何，但她讨厌这样，她尤其憎恨脸上出现的皮疹，于是不断地央求妈妈，让她对我说："求求你，带她去看另一个医生吧。"我最终答应了。第二个皮肤科医生说她有个办法可以试试，她给哈蒂服用了一种普通的抗生素：阿莫西林。她说，这个药对成人没用，但有时候对孩子特别有效。两个星期后，斑块都消失了。

这样看起来，医生最简单、最明智的行事法则应该就是：不轻言放弃，找出更多可以采取的措施。这个法则也很合我的心意。它为我们提供了最多的机会，能让我们避免最糟糕的错误：放弃那些本来可以得到救治的病人。

## 永不言弃还是适可而止

我有一个朋友，他上了年纪的祖母因为背痛服用布洛芬，结果导致胃出血而休克。医院给她进行了多次输血才弥补了巨大的失血量。一袋袋血浆被放在压力袋中，以最快的速度泵入她脆弱的血管里。医生为她实施了紧急的内窥镜检查和血管造影，经过很多个小时的不断努力，终于找到出血的动脉，并帮她止住了血。但止血后她的情况一直不太好，戴着呼吸机在重症监护室里度过了几个星期，始终不省人事，肺部和心脏也停止了工作，最后医生只得为她做气管切开术，插入进食管和导尿管，一只手臂上插入动脉输液管，颈部插入中央静脉输液管。一个多月过去了，情况不见一点儿好转。继续那样残酷的治疗，她的家人都感到于心不忍，就算老人能活下来，今后的生存质量恐怕也很难保证。最后，全家人找到医生，说他们已经决定，是时候撤除维持老人生命的一切措施了。

但医生们拒绝这样做。他们说，让他们再观察一段时间吧。"他们满怀关切，渴望得到我们的同意，同时态度又相当坚决，"我的朋友这么说，"他们不想听人喊停。"所以，家人们同意按照医生们的想法继续治疗。过了10天左右，我朋友的祖母开始戏剧性地好转了。很快，医疗组就拔除了她身上的各种插管，气管切开的位置也愈合了，她度过了危险期。又经过几个星期的恢复，她总算苏醒过来，之后又享受了几年的快乐生活。我的朋友说："她告诉过我很多次，能够活着是件多么开心的事。"

这么说，也许我们就应该永不停止，一直努力下去？面对不确定的状况，怎么做才更加有益？我们不久就会发现，奋战到底的法则既不可行，也不人道。每一个医生，不管是外科医生、精神科医生还是皮肤科医生，都会遇到自己无法治疗甚至无法做出诊断的病人，无论多么努力也无济于事。我本人就有几个病人，他们诉说自己的腹部有这样或那样持续而剧烈的疼痛。我竭尽所能，尝试了一切办法想找出疼痛的原因。CT 扫描、核磁共振都做过了，还把他们送到肠胃病专家那里，用内窥镜检查他们的结肠和胃部。我排除了胰腺炎、胃炎、溃疡、乳糖不耐受以及较少为人所知的乳糜泻的可能性，但仍然找不到病因，他们的腹痛始终存在。"就算帮忙，把我的胆囊摘除吧。"一个病人这样恳求我，甚至连她的内科医生也这么对我说。那个病人疼痛的位置就在胆囊，可所有检查都表明她的胆囊没有任何异常。胆囊是疼痛来源的可能性极小，可你会只是为了碰碰运气而切除她的胆囊吗？有些时候你不得不承认，你解决不了自己面临的问题，一味执着下去，结果却可能适得其反。有些时候，你根本什么都做不了。

有一天，我正走在走廊里，重症监护室的一名护士珍妮满面怒气地拦住我。她说："你们这些医生怎么回事？难道你们从来不知道适可而止吗？"那天，她一直在照料一个肺癌病人。他的一侧肺部已经被摘除，5 个月以来，他只有 3 个星期的时间是在重症监护室以外的病房里度过的。刚做完手术，他的另一侧肺部就出现了肺炎，不做气管切开、不戴呼吸机就根本无法呼吸；他还要大剂量地注射镇静剂，否则血氧水平就会下降；外科医生动手术帮他放置了一根胃管，他只能通过它来吸收营养；他的肾脏因败血症而衰竭，治疗小组不断地给他做透析。事实早已显而易见，这个病人是不可能活着出院了。但是不管医生也好，病人的妻子也好，好像都很愿意与现实对抗，因为他们认为病人得的不是绝症（他的癌细胞已经通过手术被成功地清除了），而且他还只有 50 来岁。所以，尽管他躺在病床上，一点儿好转的希望也看不到，医生们却不断想方设法地让他留着一口气。当然，珍妮见到的像这样的病人还不止这一个。

我们交谈的时候，珍妮也提起，她觉得有些医生的确是过早地放弃努力了。然后我问她，最优秀的医生应该怎么做？她思考了片刻，然后回答说："优秀的医生会清楚一个关键性问题——医生不是治疗的主体，一切应该以病人的需要为重。"她说，优秀的医生也不一定总能找到正确的答案，有时候他们也会执着过头或者不够执着。但至少他们会经常停下来自省，会重新思考自己选择的道路。他们愿意从同事那里寻求不同角度的意见，绝不会刚愎自用。

这番见解十分睿智，但是不像表面看来那么容易理解和把握。当病人来找你，希望你能运用专业所长提供帮助，但你却失败了，接下来你还能怎么做？只有靠你的性格来决定了——有时候你摆脱不了的只不过是自尊心而已。也许你会否认自己的治疗方案失败，否认自己其实已经无计可施；也许你会火冒三丈，可能还会把责任推到病人身上——"她没遵照我的医嘱！"，甚至害怕再次看到那个病人。这些反应我都有过，但从来都于事无补。

总之，我们能控制什么，不能控制什么，没有哪个指南能为我们提供这方面的信息。面临无法确定的情况，我们常常过于执着，不愿意放弃。但你必须随时保持警惕，分辨哪些情况只是你的自负和一意孤行在作祟，在哪些情况下继续执着只会造成伤害。

在某种程度上，我们的工作的确是要"奋战到底"，但奋战不意味着做得越多越好，而是要根据病人的情况做出正确的选择，然而我们并非总是清楚什么是正确的选择。

*　　　　*　　　　*　　　　*

卡莉的医生也说不清楚，一旦前面几轮化疗失败，她康复的希望就会变得十分渺茫。谁知道一种试验性药品或是另一种化疗能起什么作用？成功的希望还是存在的，但医生也向卡莉和她的父母声明，他们希望停止治疗也没关系。

她的父亲罗宾陷入了极度的痛苦之中，想要知道应该怎么做。我在跟他交谈的时候发觉，自己除了重复医生们给出的选择之外别无他法。他当然希望女儿能够活下来，但也不想让她遭受不必要的折磨。如果接下去的治疗方案能救活100名患病儿童中的2名，而其余98名儿童最终都会痛苦地死去，对卡莉来说，这个方法还值得尝试吗？我也不知道。卡莉和父母必须自己去厘清这些头绪。

我们谈话后不久，卡莉的母亲雪莉给亲友们发来了一封邮件，信的开头是这样写的："我们必须从精神上根除笼罩我们的、令人对未来失去信心的一切担忧和恐惧。"两天后，2006年4月7日，卡莉被父母接回了家。4月17日，雪莉又发来一封邮件："复活节次日凌晨1点刚过，卡莉在家中平静地离开人世。我们都还好。我们的家里充满了令人难以置信的平和气氛。"

# BETTER

A

Surgeon's

Notes

on

Performance

第三部分

创新

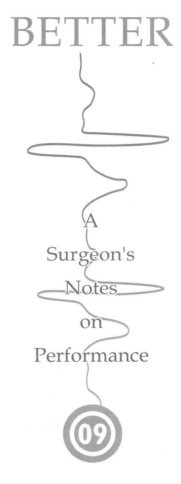

BETTER

A
Surgeon's
Notes
on
Performance

09

## 产房里的故事

阿普伽的手提包里总放着一把手术刀和一根管子，万一在路上碰到有人倒下，需要做紧急气管切开术，它们就可派上用场。她还真在路上帮过十来个这样的病人。她最常挂在嘴上的一句话就是："争分夺秒，做自己该做的事。"

不久前一个凉爽的清晨，5 点钟，波士顿，伊丽莎白·洛克，一位有着棕黑色的浓密头发和爱尔兰式苍白皮肤、怀孕 41 周的孕妇，摇醒了她的丈夫克里斯。

"我好像要生了。"她说。

"你确定？"他问。

"确定。"

她已经超过预产期一个星期了，疼痛感强烈而扎实，跟她之前感觉到的阵痛完全不同。疼痛好像从她的下背部开始，然后蔓延开来，侵袭整个腹部。第一波发作把她从熟睡中惊醒了，然后是第二波、第三波。

她怀的是他们的第一个孩子。到现在为止，怀孕过程都算顺利，不过前 3 个月她一直感觉疲倦和反胃，当时她唯一愿意做的事就是躺在沙发上看电视剧《法律与秩序》的重播。她说："不舒服的感觉过去以后，我再也不想看到萨姆·沃特森（《法律与秩序》的男主角）那张脸了。"

她是个内科医生，刚刚完成实习，几个月前在马萨诸塞州总医院获得了一个职位，一直工作到产期临近为止。现在，她和丈夫坐在床上，用床边桌上的闹钟给宫缩计时。每次的间隔是 7 分钟。他们就那样待了一会儿。

到早上 8 点半，医院的产科医生办公室才开始有人接听电话。她打了电话，不过她也知道接电话的人会这么说："宫缩间隔达到 5 分钟一次、每次持续 1 分钟以上的时候再来医院。""上分娩课程时，他们把这一点向我们讲述了无数次，"洛克说，"以我的理解，分娩课程的全部要点就是确保你别总想着来医院，除非你真的要生了。"

护士问，宫缩间隔是否到了 5 分钟一次，每次是否持续 1 分钟以上？没有。羊水破了吗？没有。那么，她有了"不错的开端"，但应该再等等。

在接受医学训练期间，洛克曾经目睹过大约 50 次分娩，自己亲自接生过 4 个婴儿。她最后一次看见产妇分娩是在医院的停车场里。

"他们打电话说：'我们要生了！我们在来医院的路上！她已经在生了！'"洛克说，"所以我们从急诊室出来，一路都在跑。外面天寒地冻。车子发出刺耳的尖叫声开进医院。车门迅速打开，当然，母亲就在里面。我们都能看到婴儿的头了。跟我并肩奔跑的住院医生比我早到了 1 秒，他把胳膊放下去，婴儿就在停车场里'扑'的一声直接落进了他的臂弯。外面寒冷刺骨，我永远也忘不了婴儿身上散发出来的热气。孩子浑身青紫，哇哇大哭着，热气从他身上往外冒。然后我们把这个小小的婴儿放在巨大的担架上，跑着送回医院。"

洛克可不想在停车场里生孩子，她想要顺利、正常地生产。她甚至不想要硬膜外麻醉。她说："我不想躺在床上，不想腰部以下失去知觉，不想非得插导尿管不可。我讨厌跟硬膜外麻醉有关的一切东西。"她不害怕疼痛。已经见识了那么多次生孩子的过程，她主要担心的是失去控制能力，任由别人处置自己的身体。

她考虑过雇用一位导乐，也就是分娩指导，在生孩子的时候全程陪伴她。有研究表明，有了导乐的协助，可以降低产妇剖宫产或被实施硬膜外麻醉的可能性。但是她研究得越深入就越担心，万一陪伴她的是个讨厌鬼怎么办？她也想过找助产士接生，不过作为一个医生，她还是觉得，由一位产科医生接生，自己能够更好地控制情况。

不过此刻，她可没觉得情况是在她的控制之下。到了中午，她的宫缩还是没有真正加速，仍然是每隔 7 分钟一次，最快也就 6 分钟一次。她发现越来越难找到舒服一点的姿势了。"真够奇怪的，让我感觉最好的姿势居然是四肢着地。"她回忆道。于是她就一直在房间里晃来晃去，宫缩的时候四肢着地。她的丈夫陪在她身边寸步不离。一想到即将出世的孩子，两人都紧张得头晕目眩。

到了下午 4 点半，宫缩终于开始每 5 分钟出现一次。他们坐上自己家的轿车向医院出发，后备箱里装着婴儿车，她自己的包里已经放好了育儿图书里列出要带的每样东西，连一支唇膏（就算她自己从来不涂唇膏）也没落下。当他们到达医院的接待处时，她已经在心里准备好了。他们的孩子马上就要出世，她迫切希望按照自然的方式把它带到这个世界上。

"我不想要任何外界干预，不要医生，不用药物。那些东西我统统不想要，"她说，"要是生活在一个完美的世界里，我多想在一片森林的荫蔽之下，有美丽的小精灵照顾我生孩子啊。"

## 分娩

人类分娩是一种神奇的自然现象。美国著名女演员卡罗尔·伯内特为了让美国著名黑人喜剧演员比尔·考斯比理解女性分娩的感受，这样向他描述："用手捏着你的下唇，往外拉伸到最大限度，然后把它拉过头顶。"作为一种哺乳动物，人类之所以能够直立行走，是因为我们具备窄小坚固、由骨骼构成的骨盆；但同时，由于人脑的体积较大，因此受遗传影响，婴儿天生就有很大的头部，无法通过母体窄小的骨盆。对于人类进化产生的这个矛盾，分娩过程提供了一种解决方式。从某种意义上说，矛盾得以解决，部分是因为人类的母亲都是在婴儿尚未完全成熟的时候就分娩了。其他的哺乳动物出生的时候就已经足够成熟，几个小时之内就能够行走和觅食；而人类的新生儿出生后几个月还是体积很小，必须完全依赖他人的照顾。不过即便如此，人类分娩仍旧是个错综复杂的过程，堪称奇迹。

首先，母亲的骨盆扩张。构成骨盆的 4 块骨骼是由一些关节连接并固定的，从怀孕最初的 3 个月开始，在孕激素的作用下，这些关节得到拉伸并松动。骨盆总共扩大约 2.5 厘米见方的空间。孕妇有时会发现自己行走的时候，骨盆的不同部位在移动。

接着，到了临产阶段，子宫会发生变化。妊娠期间，子宫好像一个温暖舒适、封闭的圆形袋子；而分娩时，它呈现漏斗形状。随着每次宫缩，婴儿的头部都会受到挤压，向下穿过漏斗进入盆腔。就算母亲瘫痪了，过程也是如此。母亲不需要做任何事。

怀孕期间，子宫颈一直是个接近 3 厘米厚、由肌肉和连接组织构成的坚硬圆柱体。在临产阶段，子宫发生变化的同时，子宫颈也变得柔软松弛。来自胎儿头部的压力逐渐将那些组织拉伸得像纸一样薄，这个过程被称作"宫颈管消失"。此时的宫颈就像一件罩在胎儿头部的紧身汗衫一样，在压力的作用下出现一个小小的圆形开口，每次宫缩都会将开口扩大。直到宫缩将子宫颈拉伸至大约 10 厘米宽、相当于胎儿头部两侧太阳穴之间的距离时，胎儿才能出来。因此，子宫颈的状况决定了真正分娩的时间。扩张到 2～3 厘米的时候，母亲还处于产程初期，距离真正分娩还有很长时间。4～7厘米的时候，宫缩加强，"活跃"分娩阶段开始。然后在某个时刻，包裹胎儿的羊膜囊在压力作用下破裂，清澈的液体喷涌而出。宫缩进一步加强。

宫颈扩张到7～10厘米的时候，宫缩幅度和频率达到最大，胎儿的头部被压进阴道和骨盆最狭窄的地方。这时，如果婴儿的两个太阳穴——头部最宽的部分——正好分别位于母亲骨盆的两侧，那就最理想了。先看到的是头顶。母亲把婴儿推出体外的欲望越来越强烈。头部出来了，接着是肩膀。突然之间，一个哇哇大哭的婴儿就被生出来了。脐带被剪断。胎盘从子宫内膜上脱落，轻轻一拉脐带，再加上产妇用力，胎盘就被排出体外。子宫自然紧缩成球状，封闭住出血的静脉。一般来说，母亲的乳房会立即分泌初乳，新生儿可以获得营养。

如果一切顺利，过程就是这样的，但几乎每一步都可能出现问题。几千年来，分娩是年轻女性和婴儿死亡的最常见原因。产妇有大出血的风险。胎盘可能撕裂或脱落，或者在分娩后还有部分残留在子宫里，造成猛烈出血。分娩后子宫可能没有收缩，静脉不断流血，导致产妇失血过多而死。有时候分娩期间子宫还会破裂。

感染也可能发生。一旦羊水破了，细菌侵入子宫的危险会逐渐增加。19世纪，塞麦尔维斯发现医生是导致产妇感染的罪魁祸首，因为他们没有注意清洁自己被细菌污染的双手，而把这些细菌传染给了产妇。细菌会杀死胎儿，往往也会夺走母亲的生命。在抗生素时代到来之前，这一直是产妇死亡的首要原因。即使到了今天，如果产妇羊水破了以后没能在24小时之内分娩，受感染的概率仍然高达40%。

更严重的问题是难产——无法把孩子生出来。造成难产的原因有很多。

胎儿可能个头过大，特别是晚产的胎儿；产妇的骨盆可能过于窄小，当人体缺乏维生素 D 和钙，就容易导致骨骼发育不良，骨盆也会比较窄小；临盆时，胎儿可能侧向进入产道，只有一只手臂向外伸出；也可能是臀位，即臀部先露出来，腿抵住胸部卡在那里；还可能是足式臀位，也就是两脚先露出来，但胸部被抵住；就算头部在最外面，也可能因为转错了方向而被卡住；在有些情况下虽然头部能够出来，但肩膀可能被卡在母亲骨盆的后面。

这些状况都很危险。如果胎儿被卡住，唯一能够给他输送血液和氧气的脐带最终可能被套住或压住，导致胎儿窒息。还有些时候，产妇分娩的时间长得惊人，始终生不出来，最后会和腹中胎儿一起丧命。例如，1817 年，英王乔治四世 21 岁的女儿威尔士公主夏洛特就分娩了整整 4 天。她腹中的胎儿重量超过 4 千克，体位是斜的，而且头部过大，无法通过夏洛特的骨盆。活跃分娩期一直持续了 50 小时之久，胎儿才终于出来，但已经死亡。6 小时后，夏洛特本人死于大出血。由于乔治四世只有夏洛特这一个孩子，因此只得把王位传给他的弟弟，后来王位又被传给他的侄女，这才会有维多利亚女王。

\*　　　　\*　　　　\*　　　　\*

长久以来，助产士和医生一直在寻找避免这种悲剧发生的方法，这些努力共同书写了妇产科的创新史。第一个能够有效挽救产妇生命的发明叫"钩针"—— 一个长长的、尖端锋利的器械，往往还带有爪状的钩子。这个工具后来经过改进，变成了碎颅钳。一旦情况危急，助产人员将用它将胎儿的头骨粉碎，把胎儿取出，这样最起码可以挽救产妇的性命。

遇到难产情况，有些医生和助产士能够想出办法来保证产妇和胎儿渡过难关，他们也因此而声名鹊起。举例来说，当胎儿是臀位分娩，双臂被困在头顶上时，可以采用拉夫赛特手法：手持胎儿臀部，顺时针和逆时针旋转胎儿，然后伸手进去握住胎儿的一只上臂，向下拉过胸部，将其取出。如果胎儿手臂已经出来，但头部卡住，你可以使用马里修-斯麦里-维特手法：将手指放入婴儿口中，这样就能够用力拉并始终保持对其头部的控制。

头部已经出来而肩部卡住（肩难产）的胎儿如果没有立刻被分娩出来，在 5～7 分钟之内就会窒息。有时在产妇下腹部用拳猛地下压，可以将胎儿肩膀挤出；如果不行，还可以采用伍兹螺旋手法，把手伸进去握住胎儿的后肩，将胎儿推出；也可以使用鲁宾手法（握住被卡住的前肩，朝前推向胸部以将其推出）和麦克罗伯茨手法（猛地将产妇的双腿向腹部弯曲，从而使胎儿肩部从被卡住的部位脱离）。如果所有方法都行不通，最后还有一种手法，没人愿意以自己的名字为此冠名，但事实上它挽救过很多婴儿的生命：折断胎儿的锁骨，将其拉出。

类似的手法多达几十种，虽然挽救过数不清的小生命，但失败率也相当高。从远古时期，人们就知道外科手术是拯救难产婴儿的方法。公元前 17世纪的罗马法律就有规定，孕妇死后，考虑到腹中胎儿存活的可能性，必须在下葬前开刀将胎儿取出。1614 年，罗马教皇保罗五世颁布了一项类似的法令，规定如果婴儿气息尚存，就必须为其施洗礼。但在历史上大多数时期，为活着的产妇实施剖宫产都属于犯罪行为，因为手术常常会造成大出血和感染，致使产妇丧命，而产妇的性命是必须获得优先保证的。直到 19 世纪晚期，麻醉和消毒法得以发展，20 世纪早期又发明了双层缝合技术，能够防止生产时子宫大出血，剖宫产手术才真正成为一种实用的方法。即便如此，剖宫产仍然不为人所知，因为当时有一种更好的选择：产钳术。

产钳术的发展史可以说既非凡又曲折，这种救人性命的方法出现之后，被隐瞒了长达一个多世纪。产钳的发明者是彼得·钱伯伦（Peter Chamberlen）。产钳的外形看起来像一把大的金属蛋糕夹，钳子两边的设计贴合婴儿的头部，把手由一个螺丝从中部连接。医生可以用它将卡住的胎儿向外拉出，如果运用得当，这种技术能够解救母子双方的性命。钱伯伦家族决定将这个工具当作一个秘密和传家宝。每次被人叫去帮助难产的孕妇，他们都会把所有人赶出房间，用床单或毯子盖住产妇的下半身，这样一来，就算产妇本人也看不出端倪。他们家族把产钳的秘密保守了三代之久。1670 年，家族的第三代成员休·钱伯伦企图把这个发明卖给法国政府，可是没能成功。后来，他把这个秘密透露给了在阿姆斯特丹行医的一个产科医生罗杰·鲁恩胡伊森。这位医生又将这项技术对外界隐瞒了 60 年。直到 18 世纪中期，秘密才被公之于众，并迅速广为应用。1817 年夏洛特公主难产死亡后，为她接生的产科医生理查德·克罗夫特由于当时没有使用产钳而受到大众的责难，不久就开枪自杀了。

到了 20 世纪初，人类分娩的疑难问题似乎已经在很大程度上得到了解决。医生们可以采用多种方式确保分娩的安全性，包括消毒、产钳术、输血、使用药品（如麦角流浸膏，这是一种引产药和收缩子宫药，用于产后止血），甚至还可以在危急情况下采用剖宫产。20 世纪 30 年代，多数城市里的产妇都不再选择找助产士接生，而是到医院生产。

但是，1933 年，纽约医学会对纽约市 2 041 例分娩死亡的案例进行研究后，公布的结果令世人震惊。调查表明，至少 2/3 的死亡是可以避免的。此前 20 年，产妇的死亡率都毫无起色，新生儿死亡率甚至不降反升。医院分娩没有展示出任何优势，在家生产的产妇状况反而更好一些。调查人员非常惊骇地发现，许多医生根本不知道自己应该做什么：他们没有发现产妇大出血休克的明显征兆和其他本可以挽救的情况，违反基本的消毒规定，误用产钳导致产妇感染。白宫接着发布了一份类似的国家报告。医生们也许拥有最先进的工具，但助产士在没有这些工具的情况下反而做得更好。

这两份报告将产科医学带到了一个危急的转折点。很多产科专家已经展示出非凡的创造力，他们提出各项理论，发明各种器械，解决了分娩中的诸多疑难问题。然而，仅有理论和器械还远远不够。如果产科医学不想重新回到粉碎胎儿颅骨的老路上，就必须做出另一种创新：必须建立标准化的分娩程序。

到现在，又过去了 3/4 个世纪，医学为人类分娩带来了令人吃惊、在某种程度上甚至可以说是惊人的改变。如今，超过 90% 的分娩都会使用电子胎心监测仪，超过 80% 的会采用静脉输液，75% 的会实施硬膜外麻醉，至少 50% 会使用药物加快分娩（现在已经普遍使用催产素，这是一种促进宫缩的天然激素）。在美国，30% 的分娩是剖宫产，并且这个比例还在不断上升。产科医学领域已经发生了变化，而且这种变化也许是不可逆转的。分娩过程也是一样。

## 艰难的前 30 小时

一名接待员领着伊丽莎白·洛克和丈夫进入一间小小的诊室。一个助产护士记录她的宫缩时间——的确每次相隔 5 分钟——接着做骨盆检查，看了一下宫颈的扩张情况。经过 12 小时有规律、痛苦的宫缩，洛克以为自己的宫颈可能已经张开了七八厘米，可事实上，只开了 2 厘米。

这个消息可真是令人沮丧：她的产程才刚刚处于起始阶段而已。护理医生本想让她先回家，但最终还是决定让她留下来。分娩楼层是马蹄形状的，12 间病房环绕在护士站周围。对一所医院来说，为产妇接生是不错的业务，如果医院给产妇留下了好印象，她们对医院的忠诚度会保持很多年。所以，虽然分娩病房本质上就是治疗室，但还是布置得尽可能温暖、亲切。每间房里都装了隐藏式的灯，挂着装饰窗帘，还设有为家属提供的座椅以及可供个人控制的温度、湿度调节系统。洛克那间甚至还有一个按摩式浴缸。接下来的几个小时，她一会儿泡在浴缸里，一会儿坐在橡胶分娩球上，一会儿又在大厅里散步，每次宫缩来袭，她都停下来绷紧身体。

到了晚上 10 点半，宫缩加速了，每隔 2 分钟一次。负责照顾她的产科小组有一个值班医生，他又检查了一次，宫颈仍然只开了 2 厘米。这说明产程停止了，如果曾经确实开始过的话。

医生给了她两个选择。第一，打催产素刺激分娩。第二，回家休息，等待真正的活跃分娩阶段到来。洛克不想使用药物催产。于是，午夜时分，她和丈夫回到家中。

她刚回到家没多久，就意识到自己可能犯了个错误。疼痛的感觉实在太强烈了。克里斯一倒在床上就沉沉睡去，她一个人根本没办法承受这种疼痛。不过，立刻返回医院会显得自己很愚蠢，她只得又强忍了两个半小时，然后叫克里斯开车把她送回去。凌晨 2 点 40 分，护士重新检查、接收她入院。产科医生又给她做了检查，宫颈已经开了将近 4 厘米，活跃分娩阶段到了。

然而这时，洛克开始产生虚脱的感觉。频繁宫缩已经持续了 22 小时，给她带来了异常的疼痛，她一直没合眼，已经筋疲力尽。为了缓解疼痛，她先尝试了一种叫作纳布啡的止痛药，但是不管用。她再也受不了了，要求进行硬膜外麻醉。一位麻醉师走进来，让她侧躺在床上，背对着他。她感觉到麻醉师把潮湿、冰冷的消毒碘酒重重地涂在她的脊柱上，然后有针头压在皮肤上，接着是一阵刺痛，一直贯穿到她的腿部，硬膜外导管被放进去了。医生向导管里注入一剂局部麻醉剂，宫缩的疼痛逐渐消失，只剩下麻痹感。她的血压下降了，这是硬膜外麻醉的副作用之一。产科小组赶紧为她进行静脉输液、注射麻黄碱，以提升她和胎儿的血压。15 分钟后，她的血压才稳定下来。

监测器显示胎儿的心率始终正常,每分钟约 150 次。小组成员各忙各的去了,大约凌晨 4 点钟,洛克睡着了。

早上 6 点钟,医生回来检查,发现她的宫颈还是只开了 4 厘米。洛克非常沮丧。她原本不打算使用任何药物干预分娩的决心终于瓦解了,催产素开始被滴注到她体内。宫缩变得剧烈起来,早上 7 点半,宫颈开了 6 厘米。终于有了进展,洛克兴奋无比。她又休息了一会儿,感觉有了力气。她已经准备好,几小时之后就能开始真正的分娩了。

亚历山德拉·佩西医生负责接下来一天的接生工作,她在查看护士站后面的那块白板,上面按小时记录着所有产房里的产妇的进展。每天早晨的情况都差不多:一间产房的产妇可能正在分娩,另一间产房的产妇正在用药物催产,还有一个产妇可能在待产,宫颈只张开了一部分,胎头位置还比较高。白板上,洛克那一栏写着 "G2P0 41.2 wks pit+6/100/-2",意思是洛克已经怀孕 2 次,生育次数为 0(她有过一次流产史),孕期 41 周零 2 天,已经注射过催产素,宫颈开 6 厘米,薄化程度 100%,胎头位置 -2,也就是胎儿头部距离阴道口大约还有 7 厘米。

佩西来到洛克的房间,向洛克介绍说自己是今天的主治医生。佩西今年42 岁,已经接生过 2 000 多名新生儿,给人既干练可靠又亲切和善的印象,让人觉得很舒服。她自己生孩子的时候没到医院,是找助产士帮忙的。洛克认为她俩能够互相理解。

佩西等了 3 小时,观察洛克的产程进展。上午 10 点半,佩西再次检查洛克的情况时不禁皱起了眉头。宫颈一点儿也没有变化,还是只开了 6 厘米。胎儿的位置也没有继续下降。在进一步的检查中,佩西发现胎儿面朝侧方。它被卡住了。

有的时候，加强宫缩的力量能够将胎儿的头部扭转到正确的方向，并将其推出。因此，佩西戴上手套，用手指刺破了洛克的羊膜囊。羊水喷涌而出，宫缩的力度和速度都立刻加强了。然而胎儿还是没有挪动位置。更糟糕的是，通过监测器可以看到，每次宫缩，胎儿的心跳就会开始减慢——120，100，80……继续变慢，几乎要过一分钟才能恢复正常。心率像这样急剧下降到底意味着什么，有时候不一定能解释清楚。打医疗过失官司的时候，律师们喜欢说这是胎儿"求救的呼唤"，在有些情况下是这样的。心电图不正常可能表明胎儿的氧气或血液供应不足——脐带可能缠住了它的颈部，或者胎儿整个受到了挤压。但是通常情况下，即使心率出现持续性下降，而一次宫缩之后能恢复正常，表明胎儿的状况仍然很好。只要胎儿的头部遇到强力的挤压，心率就会下降。

佩西医生不确定眼下到底属于哪种情况。于是，她关掉了催产素的滴注来减弱宫缩的力度，给洛克用鼻塞输氧，还用手去碰胎儿的头皮，想要刺激他，确认他的心率会做出反应。每次宫缩，胎儿的心率依然在下降，但之后都会恢复正常。25分钟之后，心率下降的情况终于消失了，胎儿的心率回到了稳定正常的状态。

现在该怎么办？5小时以来，洛克的宫颈都没有进一步扩张，胎儿的头侧向卡住。到此刻为止，她的分娩已经持续了30小时，胎儿却没有一丝一毫要出来的迹象。

## 阿普伽新生儿评分表

每年，世界上都有1.3亿新生儿诞生，其中超过400万出生在美国。无论医学界怎样努力，总有一定的比例失败。然而，医生们始终坚信他们能够起到有益的作用，至少能够降低那个比例。20 世纪 30 年代的一份国家报告证实，产科医生并没有实现自己的目标，而医生能力不足是一个重要的原因。因此，医学界开始采取新的策略，针对医生个人从业资格制定了严格的规定。接生婴儿的医生必须经过培训，医院对接生医生的资格、必须遵循的步骤、运用产钳和其他有风险的干预措施的许可等方面也设置了严格的章程，倘若出现产妇死亡的情况，医院管理部门和政府将展开调查。

这些标准的诞生使产妇死亡的案例大大减少。20 世纪 30 年代中期，生孩子是女人一生中最危险的事：150 名孕妇当中就有 1 名在分娩时死亡。到了 20 世纪 50 年代，产妇死亡的风险降低了 90%，只有 2‰ 的比例，那些严格的执业标准功不可没，当然，青霉素和其他抗生素的发现也起了一定的作用。

但新生儿的状况可不那么乐观：在 30 个新生儿当中就有 1 个在出生时死亡。这个数字比起一个世纪前根本毫无起色，人们不知道如何改善这种情况。后来，一个名叫维珍尼亚·阿普伽（Virginia Apgar）的纽约医生想到了一个办法。她的办法简单得令人难以置信，却彻底改革了医院接生和新生儿护理的工作。按照常理来看，阿普伽不太可能成为一个产科医学改革者，因为当初她根本没有接触过分娩——既没有为产妇接生过，自己也没有生过小孩。

1933 年，阿普伽成为首批被哥伦比亚大学医生和外科医生学院的外科医生实习计划录取的女性之一。她身材高挑，如果不是鼻梁上架着眼镜，头上别着发夹，会显得颇有威严。她的个性很勇敢、待人友善，有一种与生俱来的热情，人们都很愿意接近她。不管谁遇到了麻烦，她都会坐下来说："来告诉妈妈发生了什么事。"与此同时，无论做什么事，她都一丝不苟。阿普伽不仅是个很有天赋的小提琴演奏家，还能自己动手制作乐器。59 岁时，她竟然开始学习驾驶单引擎飞机。在实习的时候，阿普伽曾为一个病人做手术，术后病人死亡了。"维珍尼亚担心是因为自己在手术过程中夹住了一个很小但很关键的动脉而导致的，她一直为此苦恼，"她的一个同事后来回忆说，"她得不到验尸许可，于是悄悄溜进停尸房，打开手术切口寻找原因。的确是那个小动脉被夹住了，她立刻报告给了外科医生，因为她从没想过要掩盖错误。不管付出什么代价，她都要知道真相。"

外科实习期满的时候，科室主任告诉她，无论她表现得多优秀，女性外科医生总是没办法像男性外科医生那样吸引患者。他劝她加入哥伦比亚大学医院做麻醉科医生，在当时，麻醉科医生的地位远远不如外科医生。她接受了建议，全力以赴投入工作，成为美国历史上第二个获得资格认证的女性麻醉科医生。她最终在哥伦比亚大学医院组建了独立的麻醉科部，与外科部平起平坐。她在职业生涯中曾经为超过 2 万名患者实施过麻醉，甚至还在随身小包里备有解剖刀和一段管子，以防有行人需要急救气道插管——她确实利用它们成功地救过 10 多个人。"争分夺秒，做自己该做的事"是她的口头禅。

在工作过程中，她最喜欢的就是给分娩的产妇实施麻醉。她喜欢看新生儿来到这个世界上，那意味着生命的延续和更新。但是许多新生儿得到的护理都不恰当或不充分，这让阿普伽很震惊。那些出生有畸形、个头过小或只是身上发青、呼吸不太正常的婴儿都被列为"死胎"，医护人员认为他们先天不足，一定不能存活，因此对他们置之不理，任其自生自灭。阿普伽觉得这样做不对，但又没有足够的权力去质疑这些传统惯例。她自己不是产科医生，而且是个女性，当时的医学界是男性的天下。于是，她采取了一种不那么直接但最终更有效的方法：设计了一个评分表。

阿普伽新生儿评分表后来闻名世界。护理人员根据 0 ～ 10 的等级标准对新生儿的状况进行评估。婴儿浑身呈粉红色可以得 2 分，有啼哭可以得 2

分，进食良好可以得 2 分，呼吸有力得 2 分，四肢都能移动得 2 分，心率超过 100 得 2 分。10 分表示新生儿出生时状况最佳，4 分或以下代表婴儿不健全，体质虚弱。

这个评分表发表于 1953 年，它给新生儿状况评估带来了革命性的影响。原本在临床上，新生儿的状况是一种难以确定、全凭印象判断的抽象概念，这个评分表将其转化为人们可以收集和比较的数字。它需要医护人员付出更多的精力，细心观察和记录每个婴儿的真实状况。而且，医生之间喜欢相互竞争，即使单凭这一点，这个评分表也能发挥很好的敦促作用，医生们都希望自己接生的婴儿能够得到更好的分数，新生儿的状况当然也就更好。

在世界各地，几乎所有在医院出生的婴儿都要使用阿普伽评分表来评估，出生后 1 分钟和出生后 5 分钟分别记录一次。很快，人们就发现，就算婴儿出生后 1 分钟的评分很糟糕，通过输氧和保暖措施，他们往往都能被救活，5 分钟后评分的结果也都很好。于是，医院纷纷设立新生儿重症监护室。评分表还改变了医院为产妇接生的过程。人们发现，相比全身麻醉的产妇产下的婴儿，脊椎麻醉和后来的硬膜外麻醉产下的婴儿得分普遍要高。婴儿出生前，医院会借助超声波仪器来预知分娩时可能发生的问题。胎心监测仪也成为标准配备。数年中，就有几百项修正和创新条例问世，形成了一套产科工作规程，有时候被人们称为"产科一揽子方案"。这套"一揽子方案"的实施，最终取得了显著的成效。在今天的美国，500 个足月出生的婴儿当中只有 1 个死亡，产妇死亡率更是只有 1‰。倘若按照 20 世纪 30 年代的死亡率，2006 年会有 2.7 万名产妇死亡（实际不到 500 人）和 16 万新生儿死亡（实际数字只有其 1/8）。

＊　　　　＊　　　　＊　　　　＊

这里存在一个悖论。如果你询问研究型医生怎样才能使行业取得进步，大多数人都会回答说应遵循"循证医学"的模式，也就是任何东西在被投入实践之前都必须经过正确的检验并被证实有效。但是 1978 年，有人将各个医学专科对新仪器的采用情况进行了一次排位，结果产科排在最后。以胎心监测仪为例，经过缜密研究，胎心监测仪对常规接生并无特别帮助，护士每小时用听诊器听一次胎儿的心率也能达到同样的效果。事实上，使用这些仪器似乎增加了不必要的剖宫产次数，因为只要仪器图像稍微显示一点儿异常，大家就很紧张，不敢冒险等待产妇顺产。然而，几乎所有的医院都在接生时使用这些仪器。另外，有几项研究将产钳接生术和剖宫产进行对比，发现剖宫产并没有特别优越之处（有的甚至还发现产钳接生对产妇更好），可是在现代，产钳已经近乎绝迹。

其他领域的医生在私下常常瞧不起产科的同行，觉得他们没什么才能——产科一直都吸引不到顶尖的医科学生加入他们的队伍，而且他们的工作似乎对技术要求不高，不够复杂精深。但是，其他任何医学专科挽救过的生命数量都不能和产科相提并论。诚然，如今我们在治疗疾病和提高人类生存质量方面的确已取得了令人震撼的进步。我们有药物能够控制脑卒中，能够治疗癌症，还有冠状动脉支架术、机械关节和人工呼吸机等。但是，我们在运用这些医学成果的时候，能够做到既安全又可靠，可以与产科医生们媲美吗？恐怕还差得很远呢。

例如，即便在富有的国家里，普通肺炎仍是致人死亡的第四大杀手，过去几十年来，肺炎造成的死亡率甚至还在升高。出现这种状况的部分原因是肺炎本身变得比过去更加难缠，但能力欠缺的医生们也难辞其咎。研究人员已经进行了精确严密的试验，告诉我们哪种抗生素效果最佳，需要住院治疗的病人如果在入院 4 小时以内开始抗生素治疗，死亡的可能性就会降低，但我们在实践中却很少去关注病人实际的情况。最近的一项研究得出的结论表明，有40%的肺炎患者都没有及时获得抗生素治疗，而在得到抗生素治疗的患者当中，还有20%被施用的是错误的种类。

相比之下，在我们的产科同行那里，如果一种新的策略看起来值得尝试，医生们根本不会坐等研究试验来告诉他们这方法是否可行，他们会直接动手尝试，然后看一看结果是否有所提高。产科医学不断进步的模式与日本丰田、美国通用极其相似：飞速前进并始终关注成效，持续努力优化。这种模式非常有效。也许目前我们还不清楚产科的每项修正和创新是否都有必要、都能发挥有利作用——例如，将胎心监测仪作为常规工具就尚存争议，但这套一揽子方案已经无可辩驳地提高了分娩的安全性。虽然总体来说，现在的产妇比以前年龄更大、体型更加肥胖，也因此产生了一系列的健康问题，但分娩的安全性还是切切实实地得到了提高。

＊　　　　＊　　　　＊　　　　＊

阿普伽评分表功不可没。它简单实用，计算方便，给临床医生提供了即时反馈，让他们了解了自己的治疗效果。在其他领域，我们习惯对几十种具体项目进行测量：血细胞数、电解质水平、心率、病毒滴定浓度，等等，但我们没有一种常规的衡量方法，能够将所有数据综合起来，评定一个患者的总体状况。我们只能凭印象判断自己表现得如何，有时候连印象也没有。一台复杂的手术结束后，病人死亡的可能性是1/50，还是1/500？我说不出。整个过程中我感觉不到其中的差别。"手术做得怎么样？"患者家属总会这样问我。"挺好。"我也只能这么回答。

阿普伽评分表的影响不仅限于让临床医生迅速、客观地获知自己的表现，医生们有时有多种选择，而评分表也影响了他们的选择。产科机构的领导者们开始关注下属医生和助产士的评分表结果。他们这么做的目的和面包厂里的厂区经理没什么两样：厂区经理清点面包师烤熘的面包数量，而他们查看评分表结果，两者都是想找到方法提高每一位雇员（包括最生疏的新手和最熟练的老手）的工作效率。有些方法更可靠，而有些方法虽说具有偶然性，却有达到完美结果的可能。有时候，要想提高整体表现，就必须选择更可靠的方法。

产钳的命运就能很好地说明问题。沃森·鲍斯是北卡罗来纳大学的荣誉退休教授，除了开展早产儿护理的研究以外，他还是一本著名教科书上有关产钳技术章节的撰写者，我曾与他就产钳的发展史交谈过。他在 20 世纪 60 年代从事产科接生工作期间，使用产钳接生的比例超过 40%，剖宫产的比例还不到 5%。他说，的确很多研究都证实使用产钳的效果好得惊人，不过那只能说明产钳在大型医院经验丰富的医生手中可以发挥很好的作用。可是，不管医院规模大小，无论经验是否丰富，全体产科医生得共同为提高阿普伽评分和全世界新生儿的死亡率负责。

"产钳接生术非常难教——比剖宫产难教多了，"鲍斯说，"教剖宫产的时候，你站在学生对面，可以清楚地看到他们的动作，可以指点他们：'不是那里，是这里。'可到了教产钳术的时候，我总是觉得很困难。"

单是将产钳放置到胎儿的头上就很讲究技术。首先，你得选择正确的产钳类型，以适合产妇的骨盆形状和胎儿头部的大小——至少有 6 种产钳可供选择。你得让产钳的两刃平稳地移动，准确地到达胎儿头部耳朵和眼睛之间的位置。"大多数实习生要经过两三年的训练才能做到十拿九稳。"他说。接着，医生必须施加适当的牵引力和压力，向外拉动胎儿。"你在产钳上施力时，应该对其活动情况有些感觉。"他说。如果用力过大，皮肤可能撕裂，头骨也可能骨折，还可能引发脑部大出血，致使胎儿丧命。"有些实习生对此有敏锐的感觉，但有些人就是没有。"

产科医学面临的问题是：医学是一门技术还是一个产业？如果医学是一门技术，那么你就应集中精力训练产科医生掌握一套手艺技巧——处理肩难产胎儿的伍兹螺旋手法，处理臀位分娩胎儿的拉夫赛特手法，以及胎儿头部过大时使用产钳的手法。你通过研究发明新技术，还得接受这个现实：不是每个人都能利用这些技术解决问题。

但如果把医学视为一个产业，这个产业必须负责为所有的新生儿提供尽可能安全的接生服务，那么情况就完全不同了。重点改变了，你必须寻求可靠的方法。你开始怀疑全美 4.2 万名产科医生是否真正稳妥地掌握了接生的技术。你会注意到，虽然医生们都经过充分的培训，但还是不断出现因使用产钳不当而对产妇和胎儿造成严重伤害的案例。阿普伽评分表问世后，产科医生们认为他们需要的是一种更为便捷、更可预知后果的方法，一旦遇到难产，可以立即介入。这种方法就是剖宫产。

## 剖宫产：我们是否过度依赖着它

傍晚，7 点半刚过，产程已持续 39 小时的伊丽莎白·洛克接受了剖宫产手术。佩西早在 8 小时前就向她提出了手术建议，但被她拒绝了。她还不想放弃依靠自己的力量把腹中小小的生命带到这个世界上的努力，虽然医生怀疑这样做不一定能奏效，不过从胎心监测仪上来看，胎儿情况良好，让她继续试一试也没什么坏处。医生稍微增加了催产素的剂量，直到胎儿心率能够承受的最大限度。虽然已经实施了硬膜外麻醉，宫缩的疼痛还是非常剧烈。下午 3 点，有了一些进展，洛克的宫颈张开到将近 9 厘米，宫缩也将胎儿往前推进了 2 厘米。就连佩西也开始相信洛克可以凭自己的力量分娩了。

但是，在接下来的 3 小时里，胎儿的头部完全没有下降，仍然保持侧向，洛克的宫颈也没有进一步张开。洛克终于接受了现实，她的孩子不会自己出来了。因此，当佩西再次提出剖宫产的建议时，她同意了。

催产素的滴注被关掉了，宫缩监测仪也被拿走了，只剩下胎心监测仪上的曲线还在"嗵、嗵、嗵"地迅速跳动着。佩西介绍了一位将要为洛克做手术的同事，洛克的产程持续了太久，其间医生已经轮转了三班岗。她被推到大厅另一边一间宽敞、贴着白色瓷砖的手术室里。她的丈夫克里斯手忙脚乱地涂抹绿色的消毒剂，戴上绑带口罩和蓬松的手术帽，然后套好蓝色鞋套。他坐在手术台一头的椅子上，在洛克身旁用手握住她的肩膀。麻醉师又向硬膜外导管里加了一剂麻醉剂，然后在她腹部的皮肤上戳弄，检查麻木的面积是否够大。护士用黄褐色的消毒药水在她的皮肤上擦拭。手术开始了。

剖宫产手术是我见过的最奇特的手术之一，也是最简单的手术之一。医生手持 10 号手术刀，沿着产妇突出的腹部下方抵入皮肉，干脆利落地将皮肤和金黄色的脂肪切开，白色纱布片被放在伤口边止血。切开肌肉上的筋膜，将其掀起，就可以看到下面结实的红色肌肉。腹直肌呈两条带状垂直分布，医生从中间将两侧肌肉分离，用金属牵开器将其左右拉开，好像从中间打开一扇窗帘一样。然后切开腹膜，那是一层薄薄的、近乎透明的膜。这时，颜色像李子、结实而富有肌肉的子宫赫然出现在眼前。医生先用小手术刀在子宫上打开一个小小的口子，然后换用绷带剪迅速、轻松地将其打开，就像切开一个难切的、外壳坚硬的水果一样。

对我来说，接下来的过程至今仍然带有梦幻般超现实的色彩。通常情况下，外科医生打开并深入病人的腹部，是为了寻找肿瘤或其他一些异常情况，而在剖宫产手术里，医生找到的是 5 个正在扭动的小小脚趾、一只膝盖、一条小小的腿。突然之间，你意识到在自己手中挣扎的是一个新的人类生命，几乎要忘了手术台上的产妇了。有时候，胎儿很难被取出，它的头部有可能深陷在产道里，这时医生就得抓住胎儿的腰部，笔直地站好，不断地拉扯。有时还要让其他人从下方推胎儿的头部。然后医生会剪断脐带，用襁褓包裹好新生儿，由护士在阿普伽评分表上做记录。

下一次宫缩以后，医生将胎盘从伤口中取出，接着清洁产妇的子宫内部，将血块和残余物去除。然后用牢固的可吸收缝合线以双层对缝法缝合子宫，再取一段缝合线缝合肌肉筋膜，再后来是缝合皮肤。手术就此完成。

这个手术从前很少见，如今却非常普遍。过去，为了解决足位分娩、臀位分娩和头部卡进骨盆等不同的问题，产科医生要分别学习不同的技术，每一种都很复杂精细。而现在，几乎不用理会难产究竟属于哪种类型，解决方式都是一样的——剖宫产。今天，每一位产科医生都能够自如地实施剖宫产手术，即使是小型医院也没有问题。剖宫产手术的可靠性非常显著。

不过，尽管手术过程非常简单，但也有出错的可能。胎儿可能被手术刀割伤；如果胎盘剥落，而胎儿头部没有被及时解放出来，就可能窒息。产妇也面临较高的风险。我就曾经接到紧急召唤，进手术室帮忙修补产妇在手术中破损的肠道和撕裂的伤口。出血状况可能会很严重，伤口感染也很常见，大出血和肺炎的风险也在升高。就算没有出现任何并发症，剖宫产手术后的恢复期也比顺产要长几周，也更加痛苦。而且，产妇经过剖宫产，将来再次怀孕的时候可能会遇到大麻烦。如果下次想要尝试顺产，子宫刀口撕裂的可能性是 1/200，大出血的风险也很高。剖宫产毕竟是外科手术的一种，只要是手术就有风险，这是不可辩驳的事实。

然而剖宫产手术本身也是无可取代的。现在，一旦产妇的分娩存在任何风险，医生们就会转而采取剖宫产，因为这就是最可靠的选择。但凡遇到胎儿个头超过 4 500 克、产妇以前做过剖宫产手术、胎儿处于侧位或臀位、胎儿是双胞胎等任何较难处理的情况，医疗标准做出的最低规定就是要求助产士或产科医生实施剖宫产。不管风险多小，临床医生们也越来越不愿冒险，不敢让产妇尝试顺产。

我问鲍斯，如果时间回到 20 世纪 60 年代，他会怎样处理像洛克这样的难产情形。如你所料，他首先会稍稍加大催产剂的剂量，尝试产钳技术。（在较早期的接生过程中，催产素的剂量要比我们今天许可的剂量高得多，这是为了使产妇的宫颈完全张开，这样才能将产钳放入。）他说自己用产钳接生过 1 000 多名婴儿，而且新生儿受伤的比例跟剖宫产不相上下，甚至还要少，产妇的恢复速度也比较快。如果洛克由他负责接生，无须手术、安全分娩的可能性极高。不过随着职业准则的改变，鲍斯也改变了自己。他告诉我："作为一名教授，你必须充当示范的角色。你不会想成为冒险英雄，去做一些你的实习生肯定没有能力做到的事情，而且冒险总是充满不确定性。"甚至连他也会担心，害怕某一天他的判断和技术会导致失败。

这和面包厂里的规则一样。为了避免生手使用产钳以及与之难度相仿的各种手法而出现纰漏，管理者只能让大家都不使用它们。1999 年鲍斯退休的时候，他做剖宫产的比例已经达到 24%，跟他的同行差不多。他相信，假如自己继续工作下去，这个比例会达到 30%，一点儿也不会低于今天的同行们。

是否应当为怀孕 39 周、并无特殊分娩风险的产妇实施剖宫产，而不等待自然分娩，业界对此有着激烈但又诚恳的争议，从这里就可以看出，剖宫产手术的安全性已经达到了何种程度，而为产妇提前实施剖宫产似乎是产科医生们自以为是的最鲜明的表现。在尝试自然分娩之前怎么能够考虑剖宫产呢？我们外科医生从来不会建议健康的人割除阑尾，也不会说人工髋关节比天生的结实。即使是简单的手术，并发症的发生率仍然很高。然而，再过10年左右，剖宫产手术的可靠性会进一步提高，比自然进化赋予我们人类的自然分娩形式更加安全。

目前，在平均500个健康、39周会踢腿的胎儿当中，只有1个在分娩前或分娩过程中死亡——这是有史以来最低的比例，但产科医生们相信，预先计划好的剖宫产最起码可以再阻止其中一些胎儿的死亡，还有很多人认为这样做对产妇也比较安全。比起紧急剖宫产——手术仓促、情况急迫、产妇和胎儿都处于危难之中，预先计划的剖宫产的风险当然要小得多。美国最近的一次研究对计划剖宫产是否足够安全提出了疑问，而英国和以色列两国在分别进行的研究中发现，事实上，计划剖宫产的产妇的死亡率低于顺产产妇。而且，接受过计划剖宫产的产妇在今后的生活中出现尿失禁和子宫脱垂的可能性也较低（虽然这个结论尚需商榷）。

然而，一想到如今医生们如此轻易地采用手术接生，人们总会觉得有些不安。美国的一些医院实施剖宫产的比例已经超过了分娩总数的一半。我们为这种状况感到担心，这可不只是怀旧情结在作祟。我们正在失去与另一个生命自然过程之间的联系，也正在见证接生艺术的没落。通过顺产将难产婴儿安全带到人世的技术（尽管成功概率不够稳定）已经传承了几个世纪，而今在产科医学发展的主流下，恐怕不久后就会完全消失。

怀疑论者们已经提出，他们怀疑医院广泛实施剖宫产手术是为了方便安排时间进度，而且剖宫产速度快，获得的报酬比顺产的更丰厚。产科医生回应说，其实有时候他们自己也认为没有必要实施剖宫产，但之所以更倾向于采用这种方式，都是出于对医疗事故官司的恐惧，给数量如此多的产妇动手术应该不是他们的动机，医生们发自内心的对控制新生儿风险的渴望才是最大的推动力，这是追求可靠性必须付出的代价。

从某种意义上看，阿普伽评分表也有其武断专制的一面。我们评估新生儿的健康状况时，母亲经历的痛苦、失血情况和恢复期的长短似乎很少受到关注。我们没有评估产妇情况的评分表，除了关心她们是否还活着之外，没有措施能够督促我们改进产妇的状况。但是，这种不平衡的状态是可以得到修正的。如果新生儿的健康可以被测评，母亲们的为什么不可以？

事实上，每一个接受医疗服务的人都需要阿普伽评分表，包括接受精神治疗的病人、住院病人、手术病人，当然也包括分娩的产妇。我的研究小组最近设计了一个外科手术专用的阿普伽评分表：根据一个病人在手术中的失血量、最低心率和最低血压设定的 10 分制表格。我们进行了大约 1 000 人次的临床试用，发现评分达 9 分或 10 分的患者出现并发症的概率小于 4%，无死亡病例；而得分低于 5 分的患者出现并发症的概率高于 50%，死亡率为 14%。所有的患者都应该得到简单的测评，测评结果可以反映出他们在治疗过程中的状况，这将推动我们进步的脚步。我们完全有理由树立这样的目标：让每位医生都能表现得更好。

∗　　　∗　　　∗　　　∗

"我就那样看着，你知道，"洛克说，"手术灯下，我可以看到整个过程。我看到她的头出来了！"凯瑟琳·安妮出生时重约 3.6 千克，褐色头发，蓝灰色眼睛，因为头部曾经侧向深卡在母亲的骨盆里，能看到一些淡紫色的伤痕。她的 1 分钟阿普伽评分是 8 分，5 分钟后是 9 分——接近完美。

她的母亲却度过了一段艰难的时间。"我完全垮了，"洛克说，"我筋疲力尽，基本上不省人事，而且疼得难以忍受。"她的产程长达 40 小时，还经历了剖宫产。佩西第二天早晨告诉她："你受到的是两面夹击，所以恢复得会比较慢。"她实在太虚弱了，因此也没有母乳。

"我感觉这是次彻头彻尾的失败，刚开始我想去做好每件事，可是一样也没能成功，"洛克说，"我不想接受硬膜外麻醉，可是后来我请求医生给我实施硬膜外麻醉；我不想剖宫产，可我后来同意剖宫产；我想要母乳喂养，可我完全没办法做到。"她为此痛苦了一个星期。"后来有一天我想通了。'你到底在郁闷些什么呀？这样想太蠢了。你现在拥有了一个如此美妙的小家伙，是时候为她多花一点儿心思了。'女儿让我将所有的遗憾都抛到了脑后。"

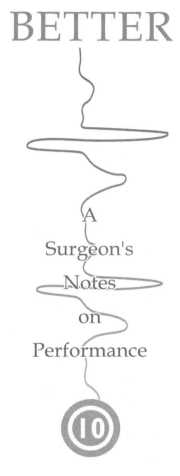

BETTER

A
Surgeon's
Notes
on
Performance

⑩

## 钟形曲线

　　我在一家医院的外科服务，每一个同事都认为我们的外科是全美最好的，可是我们有证据证明我们治疗病人的成绩确实是全美第一高分吗？没有。职业棒球队有胜负记录，企业每季度都有收益报表，医生的成绩单呢？

像维珍尼亚·阿普伽发明了新生婴儿评分表那样找到能够针对性地衡量医生成绩的方法，这本身就是一种伟大的创造，而在实践中怎么运用这些方法却属于创造的另一种形式。要想提高医疗工作的成效，上述两种创造形式缺一不可。明尼阿波利斯市的一位医生对这一点理解得很透彻，他花费了 40 年时间，致力于改善一种发病率较低的致命性疾病的治疗效果。他的事迹对我们每个人来说都是生动的一课。不过，在讲述他的故事之前，我必须先介绍一下安妮·佩奇，她是个小女孩，被发现患有这种疾病。

## 皮肤咸咸的小女孩

安妮·佩奇的病起初没什么严重、特殊的表现，直到后期才被发现。在她还是个婴儿的时候，她的爸爸丹·佩奇时常会叫她"小薯片"，因为大人在亲吻她的时候会发觉她的皮肤带点咸味。安妮的妈妈曾注意到她的呼吸里时而带些喘息声，但儿科医生用听诊器却什么也没听出来。

最终让家人感到不对劲的是安妮的身高和体重。刚开始，虽说她骨骼细小，不过大家认为那应该是来自家族遗传。比她大 4 岁的姐姐劳伦也一向刚刚达到同龄女童的最低标准。然而安妮长到了 3 岁，却连最低标准都没达到。她的直立高度是 86 厘米，还算勉强达标，但体重只有 10.5 千克，比 98%

的同龄女童都要轻。看起来她不像是营养不良，但就是不怎么健康。

这就是所谓的"小儿发育不正常"，原因可能有很多种：垂体失调、甲状腺功能减退、新陈代谢遗传缺陷、炎症性肠病、铅中毒、艾滋病病毒感染和绦虫感染等。在医学教科书里，其致病原因至少罗列了一整页。安妮的医生对她进行了全面检查。1997 年 7 月 27 日下午 4 点，医生打电话到佩奇家，通知他们汗液检测的结果。"我永远也忘不了那一天。"她的妈妈昂娜说。

汗液检测的过程并不复杂，甚至很有趣。首先，清洁并擦干儿童前臂内侧的皮肤。将两块纱布片覆盖在上面——一块浸透毛果芸香碱（一种促使皮肤排汗的药物），另一块浸透生理盐水。然后，接通微电流 5 分钟，帮助皮肤吸收毛果芸香碱。皮肤上会出现一个直径约 2.5 厘米、发红的出汗区域，将一片用来收集汗液的干滤纸粘在这个位置半小时以吸收汗液，之后由技术人员测量干滤纸上的氯化物浓度。

在电话里，医生告诉昂娜，她女儿汗液中的氯化物水平远远高于正常情况。昂娜自己是医院的药剂师，她也碰到过一些检验结果类似的儿童。我拜访位于辛辛那提市郊的佩奇家时，她平静地说："我只知道，这意味着她会死。"检验结果表明安妮得的是囊肿性纤维化。

这是一种遗传性疾病。在美国，每年有 1 000 名儿童被诊断出患有这种疾病。大约 1 000 万美国人都携带其致病基因，但它属于隐性遗传，只有在父母都是基因携带者并且都遗传给孩子的情况下，孩子才会发病。1989 年，科学家发现其致病基因位于第七对染色体上，会产生一种特殊的蛋白质，干扰细胞控制氯化物的能力，这也是患者的汗液咸度过重的原因。（毕竟盐的化学成分是氯化钠。）氯化物过多会导致全身分泌物浓度升高，使其变干变黏。在胰腺运输分泌物的管道中，消化酶的输送会受到阻碍，从而使儿童吸收食物营养的能力越来越弱。安妮几乎停止发育，就是这个原因。不过，该病对肺脏的影响才是致命性的。浓稠的黏液会慢慢地阻塞细小的气管,使其硬化,缩小肺脏的容量。随着时间的流逝,孩子相当于只有一个肺在呼吸,后来只剩下半个肺,直到最后完全失去肺部功能。

昂娜和丹·佩奇当时最迫切的念头就是:必须去儿童医院。辛辛那提儿童医院是国内最负盛名的儿科医院。艾伯特·萨宾就是在这里发明了脊髓灰质炎的口服疫苗。《纳尔逊小儿科教科书》(*Nelson Textbook of Pediatrics*)相当于儿科专业方面的"圣经",其中关于囊肿性纤维化的章节就是由这家医院的一名儿科医生撰写的。佩奇一家打电话过去,约好了第二天早晨到医院去。

"我们在那里待了几个小时,和治疗小组的所有成员都见了面,"昂娜回忆说,"他们给安妮测量血压、氧饱和度,还进行了一些其他检查。然后把我们领到一个房间,那位儿科医生和我们一起坐下来。他的态度非常和蔼,但也很直接。他说:'你们了解这是一种遗传疾病吗?这不是由于做了什么引起的,也不是后天患上的。'他告诉我们,患者的平均寿命是30年,不过到现在,随着医学技术的发展,患者的平均寿命可能达到40年。他是在与我们分享治疗囊肿性纤维化的重大成就。当然,这个消息比我们担心的最坏情况要好一些,但还是只有40岁!这绝不是我们想听到的。"

治疗小组探讨了一下治疗措施。他们告诉佩奇一家,每顿饭前都要给安妮吃胰腺酶药片,多给她补充各种维生素,并且尽量增加饮食中的热量,比如,在每样食物里加几大勺黄油,安妮想吃冰激凌就给她吃,还可以在上面加巧克力酱。

呼吸治疗专家向他们解释说,他们得为安妮做人工胸腔治疗,每天至少2次,每次半小时,方法是把手握成杯形,在安妮身体的前后左右14个位置分别进行轻叩,这是为了疏通浓稠的分泌物,帮她将这些东西咳出来。医生还给他们开了一些吸入性药物，并告诉他们，每 3 个月要带安妮过来做进一步检查。于是，佩奇一家回去后开始了新的生活。为了让安妮活得尽可能久，他们已经从医生那里了解了几乎所有需要注意的事项。

然而，有一件事医生没有告诉他们，那就是辛辛那提儿童医院并不像他们原先认为的那样，是国内最好的治疗囊肿性纤维化患儿的机构之一。根据那一年的数据，辛辛那提顶多能排在中游水平。这可不是件小事。1997 年，在普通医疗中心接受治疗的该病患者的平均寿命刚刚超过 30 岁，而顶尖医疗中心的患者普遍都能活到 46 岁。根据某些衡量标准，辛辛那提儿童医院刚好低于中游水平。肺脏功能是预测囊肿性纤维化患者寿命最适当的指标。将这家医院年龄低于 12 岁的患者（与安妮同年龄段的儿童）与全国的患者进行横向比较，研究人员发现，经他们治疗后，患者的肺脏功能水平始终处在最差的 25% 里面。那里的医生也都很清楚这一点。

## 评价医生实力的标准

在某个特定学科领域里，不同的医院或不同的医生之间难免存在一些差距，过去人们总是认为，这种差距一般来说无关紧要。如果绘制一张曲线图来表示所有治疗囊肿性纤维化（或者其他任何疾病）的机构的治疗成果，人们以为曲线一定是鲨鱼鳍的形状，如图 10-1 所示。

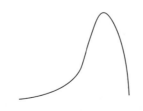

**图 10-1　鲨鱼鳍形分布曲线**

也就是说，大家会以为大多数治疗机构的治疗成果都接近最佳水平。但是，事实并非如此。实际上曲线应该是钟形的，如图 10-2 所示。

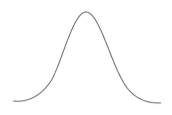

图 10-2　钟形分布曲线

也就是说，治疗成果很差和非常出色的治疗团队都居少数，而大多数都处在普普通通的中等水平。

以普通的疝气手术为例，如果主刀医生属于较差的那部分，术后复发的概率是 1/10；如果主刀医生属于大多数中等水平医生里的一员，复发率是 1/20；而少数精英医生的术后复发率只有 1/500。被送入特护病房的新生儿中的死亡率平均为 10%，但最高水准和最低水准的死亡率分别是 6% 和 16%。接受体外受精的妇女当中，一次成功受孕的可能性大约为 40%，但不同医疗中心的成功率从 15%～65% 不等。当然，这些差距与病人的年龄差异、医院是否愿意接收高风险病人以及一些其他因素有一定的关系。不过，对一个病人来讲，选择哪家医院还是存在很明显、很有意义的差异，有些医院的水平的确要比其他医院更好。

医生们不得不承认钟形曲线的现实，这是很令人痛苦的。我们对患者承诺，会给他们提供最好的治愈机会。几乎所有人都坚信，我们是在按照职业的最高标准完成自己的工作。然而，钟形曲线推翻了这一切。它一点一点露出端倪，起初，医生和患者同样被蒙在鼓里，直到现在才渐渐发现真相。

在医疗领域，我们习惯了面对失败、患者意外死亡或出现并发症，因为这种情形每个医生都会遇到，但我们不习惯把自己失败和成功的记录与同行做对比。我自己是个外科医生，在我和同事看来，我所在科室的实力是全国数一数二的，但事实是，我们并没有可靠的证据表明自己真如自己想象中那样好。打棒球有输赢记录，做生意有季度收入报表，那凭什么来判断医生的实力呢？

现在网上有一个名叫"医疗评级"的公司，你只要付 17.95 美元，选择一个医生，它就会给你提供那个医生的行医记录卡。不久前，我向那家公司订购了我自己和几个同事的记录卡，发现上面的内容并不全面。比如，你能从卡片上得知我拥有本专业的执业资格，没有犯罪记录，没被任何一家医院解雇过，执照没有被暂停或吊销过，也没有因为医疗失当吃过官司。了解上述情况当然很有用，但这些评级标准有点偏低了，不是吗？

近些年来，人们投入了越来越多的努力，想要找出方法来衡量各家医院和各个医生的水准差异，但还是没有人能轻松解决这个难题。困难之一在于你得先搞清楚要以什么为衡量标准。从 1986 年到 1992 年的 6 年间，联邦政府每年都会发表一份年度报告，它被我们业内人员称为"死亡列表"。全国所有的医院都被列出来，根据参加医疗保险的年老和伤残患者的死亡率来为医院排名。第一年，这份报告一出炉就引起了广泛反响，登上了各大报纸的头条，但事实证明，这个排名是没什么意义的。年老和伤残患者的死亡与他们就医时的年龄和病情有绝对的关系，他们的死亡究竟多大程度上是自然原因，多大程度上属于医生的责任，恐怕仅凭这些统计数字是分辨不出来的。列表上的信息时效短、变化大就是问题的一个反映。少数随机性的死亡病例使得医院的排名每年都有非常显著的变化。到底要怎样改进才能提高医院的整体治疗成效（除了把最严重的病人转送到别家医院）？大家都无法可想。

很快，公众就不再关注那些排名了。

即使依据年轻患者的死亡率，也不能客观地衡量医生们的工作。年轻患者死亡毕竟是极少数，而且事先没有预料到的病例很少，大多数都是已到癌症晚期、伤势严重或是类似的情况。然而人们最想了解的是我们在一般情况下的表现——直接治疗结果，或许再加上对相关治疗过程的考量。比如，治疗肺炎病人的时候，我们医院有多少次使用了合适的抗生素？整体而言，治疗情况如何？我们的治疗结果与其他医院对比如何？

收集这一类的数据相当困难。医疗工作仍然大量依赖书面记录，为了收集信息，你可能得派人去查阅各种记录，或是直接追踪和访问患者。新近出台的关于保护个人隐私权的法规又给工作增添了更大的难度。不过，有人已开始着手做这项工作。美国的退伍军人医院目前已经引入人手，专职记录和比较外科医生术后并发症的发生率和死亡率，14所教学医院，包括我所在的医院，最近都加入了这个行列；多年来，加利福尼亚、新泽西、纽约和宾夕法尼亚这几个州一直在坚持汇总和报告州内每一例心脏外科手术的数据。

\*　　　　　\*　　　　　\*　　　　　\*

在衡量医生的工作成果方面，医学中有一个小领域遥遥领先于其他大多数领域，它就是囊肿性纤维化治疗领域。40年来，囊肿性纤维化基金会（Cystic Fibrosis Foundation）一直在收集来自全美各家治疗中心的详细数据。他们这样做不是因为比其他人更具先见之明，而是因为在20世纪60年代，受到了一位来自克利夫兰的名叫勒罗伊·马修斯（LeRoy Matthews）的医生的压力。

1957年，马修斯是克利夫兰彩虹婴幼儿医院的一位年轻的肺病专家，他启动了一个治疗囊肿性纤维化的项目，而且在短短几年内就宣称，经他们治疗的囊肿性纤维化患者的年死亡率还不到2%。在当时所有治疗这种疾病的医生看来，他的言论是荒谬可笑的。这种病在全国范围内的年死亡率估计高于20%，患者的平均死亡年龄为3岁。但是马修斯说，他和同事们能够将这种病造成严重伤害的日期往后推迟数年之久。"（我们的患者）能活多久还有待观察，但我认为他们大多数人都能来参加我的葬礼。"他在一个学术讨论会上这样告诉其他医生。

1964年，囊肿性纤维化基金会拨了1万美元的预算给明尼苏达州一位名叫沃伦·沃里克的儿科医生，让他收集那一年全美31家囊肿性纤维化治疗中心每位病人的医疗报告——这些数据将会被用来检验马修斯的宣言。几个月后，他得出了结果：马修斯中心的患者的预计平均死亡年龄为21岁，是其他治疗中心的7倍。至少已有5年，经他治疗的患者中没有一人是在6岁以下死亡的。

与其他同行不同的是，马修斯没有把囊肿性纤维化视为一种突发性的状况，而是看作一种渐进性的疾病，他为患者提供积极的预防性治疗，早在患者出现明显症状之前就设法拖延病情的发展。他让患者每晚睡在塑料帐篷里，不断向帐篷里注入喷雾状的水汽，浓度刚好控制在仅能视物的程度。水汽可以稀释患者呼吸道里的黏液，让他们能够将其咳出。他还利用英国儿科医生的发明，让家长每天轻拍孩子的胸口，帮助其咳出黏液。沃里克的报告一出来，马修斯的治疗方法立刻成为全国的标准。美国胸科协会（American Thoracic Society）也认可了他的方法。事实证明，沃里克所做的数据记录非常实用，所以囊肿性纤维化基金会从那时开始就沿袭了这个做法。

查看过去的数据，让人感觉既神奇又不安。到1966年时，全国囊肿性纤维化的死亡率已经大大降低，患者的平均预期寿命可达10年。到了1972年，平均预期寿命可达18年——进步得相当迅速和显著。然而，与此同时，马修斯中心取得了更大的进展。基金会从未在数据中公布任何治疗中心的名称，为了确保各家医院都能参与，它承诺采取匿名形式，而马修斯中心却始终会对外界公布自己的成果。20 世纪 70 年代早期，来到这家中心接受治疗的患者只要尚未出现严重的肺部疾病，其中的 95% 都能活过 18 岁。治疗成果呈现出钟形曲线的形态，只是分布略窄。尽管大家的平均水平在不断提高，但马修斯以及其他几家中心总能设法保持名列前茅。

2003 年，囊肿性纤维化患者的预计寿命已经提高到 33 岁，而在最优秀的治疗中心可以超过 47 岁。专家们对预计寿命的估算将信将疑，就像他们不怎么相信医院死亡率这种数据一样，然而，即使是采用其他的衡量标准，得出的结论也是相同的。例如，在中等水平的治疗中心，患者的肺部功能是正常人的 3/4；而在最好的治疗中心，患者的肺部功能与正常儿童几乎没有区别。有人辩称，之所以存在这些差距，完全是患者父母遗传下来的致病基因或是家庭的社会等级造成的，但根据最近的一项研究结果，这一类因素就算全部加起来，也至多能够解释 1/4 的差异——并且完全没办法说明为什么有些中心能够使患者的平均健康状态保持在正常儿童的水平。

看到这种巨大的差异，让人特别迷惑不解的一点是：治疗囊肿性纤维化的体系要比治疗其他大多数疾病的都复杂得多，想让治疗发挥效果，就像我们希望所有的医疗实践全都发挥效果一样困难。全美有 117 家极其专业的治疗中心，每家都经过严格的资格认证，里面的医生都具有丰富的治疗经验。他们遵循同样的治疗方针，而且比起标准化的治疗指南，他们拥有的要更加翔实。医生们全都参与研究试验，努力寻找效果更好的新方法。因此，你会以为他们的治疗成果也应该不相上下，然而差距却是巨大的。患者们一开始并不了解这一点，那么他们发现以后会怎么样呢？

## 让医生尴尬的信息公开

2001 年冬天，佩奇一家以及另外 20 个家庭接到辛辛那提儿童医院的邀请，出席一个囊肿性纤维化治疗项目的会议。安妮已经 7 岁了，是个活泼的二年级小学生。她仍然发育不良，一场小小的感冒对她来说就是灾难，但她的肺部功能还比较稳定。受邀的家庭都聚集在医院里的一间大会议室里。简短的介绍之后，医生开始在屏幕上放映幻灯片，先是演示顶尖的治疗中心在营养和呼吸功能方面取得的成果，然后再和辛辛那提儿童医院比照。这是一种将信息公开化的试验。医生们坐立不安，有些甚至反对召开这样的会议，但医院的领导层坚持这么做，这是由于唐·贝里克（Don Berwick）的影响。

贝里克从前是个儿科医生，后来在波士顿经营一家叫作"医疗品质促进会"的非营利性组织。该协会已经为接受其主张、愿意尝试改进医疗质量的医院提供了数百万美元的赞助。辛辛那提儿童医院的囊肿性纤维化项目就获得了该组织的一笔赞助。贝里克为医院提供资金的一个关键条件就是接受赞助者必须向患者公开信息——"赤裸裸地。"一位医生这样形容。

贝里克在医学界可是个不平凡的人物。2002 年，行业期刊《现代医疗保健》（*Modern Healthcare*）将他列为美国医疗保健领域最具影响力人物的第三名。跟列表上的其他人不同的是，他的影响力并非源自自身的职位（美国卫生和福利部部长位列第一，医疗保险和公共医疗补助负责人名列第二），而是来自他的思想。

1999 年 12 月的一次会议上，贝里克做了一场 40 分钟的演讲，精练地阐述了美国医疗保健体系中的种种缺陷。这场演讲的影响之大，至很多年后人们还对他当时的演讲内容津津乐道。这场演讲的录像带像盗版出版物一样被四处传播。（演讲大约一年后，我看到的版本就是这个样子的——被录制

在一盘已经被重复播放过很多次的家用录像带上。）抄录演讲词的小册子被
送到了全国各地数千位医生手中。

贝里克是个中年人，说话声音温和，外表并不引人注目，可他很清楚怎
样把自己平凡的外表变为优势。他借用一个引人入胜的故事作为演讲的开始。
1949 年，在蒙大拿州的一场森林大火中，一队空降灭火员被火势困住。他
们惊慌失措地奔跑着，想要爬上一个坡度达 76° 的斜坡，翻越山峰逃往安
全的地方，但指挥官瓦格·道奇预见到这种方法行不通。所以他停下来，拿
出一根火柴，将自己面前高耸的干草丛点燃。新的火焰燃烧起来并迅速顺着
山坡蔓延上去。火烧过之后留出一片空地，他走到空地中央躺下，并呼唤队
员一起过来。在那种危难的形势下，他发明的这种逃生办法，被人们称为"逃
生火"，这后来还成为美国林务局灭火训练的一个标准组成部分。然而他的
队员或许觉得他疯了，或许根本没有听见他的召唤，全都超过他跑了过去。
结果除两人幸免于难以外，所有人都被大火吞噬。而道奇活了下来，并且毫
发未伤。

贝里克解释说，惨剧之所以发生，是因为灭火员们的组织性瓦解了。他
们丧失了连贯思考、联合行动的能力，没有意识到可能找到逃生的方法。遇
到灾难的时候，所有存在缺陷的组织都会做出这样的反应。而且，他也指出，
现代医疗保健体系正面临这个问题。医学一边尝试攻克复杂的知识和治疗手
段，一边却未能很好地履行自己最基本的职责。他主张，为了修正医学体系
的缺陷，我们需要做两件事：衡量自己的表现，和让所做的事情更加公开化。
我们应当把比较医生之间、医院之间的表现纳入常规工作，从外科手术并发
症的发生率，到正确、及时给病人用药的次数，一切都属于比较的范围。此
外，他还坚持，医院应当让患者完全了解这些信息。"'没有秘密'是我的逃
生火里的新规则。"他说。他指出，信息公开化能够促进工作的改善，就算
只是为了不让自己的医院落后，大家也会想方设法提高自己的治疗效果。信

息公开化能让大家牢记，医疗实践中最重要的是患者的福利和健康，而不是医生们的名声。这样做也符合根本的道德原则，因为人们有权利获知任何会对他们的生活造成影响的事情。

罗伯特·伍德·约翰逊基金会经过慎重严格的审核后拨款给贝里克的协会，再由他负责提供给那些采纳他的观念的医院，于是才有了如下的一幕：在辛辛那提儿童医院的那间会议室里，医生、护士和其他工作人员忐忑不安地站在一大群患者家属面前，公布他们的医院里这个治疗项目的成果排名有多么糟糕，然后宣布了一项改进计划。令人意外的是，没有一个家庭选择终止在这里的治疗。

"会议结束后，我们也考虑过这个问题。"拉尔夫·布莱克维尔德告诉我。他和妻子特蕾西共有 8 个孩子，其中 4 个都患有囊肿性纤维化。"我们想过也许应该搬家。把这里的房子卖掉，到其他地方重新开始。我们在想，既然治疗水平那么差，为什么我们要让自己的孩子在这里看病？我想让最棒的医生来帮助我的孩子们。"但治疗小组的开诚布公也使他和特蕾西有所触动。没有人为自己找借口开脱，看起来每个人都迫切渴望做得更好。项目里的营养学家特里·辛德勒自己的孩子也在这里接受治疗；他们的肺科专家芭芭拉·奇尼才思敏捷，关心患者，充满爱心，半夜还接听他们的电话，孩子情况危急时她亲自赶来照料，只要新的治疗方法出来，她就立刻开始采用；项目主任吉姆·阿克顿也承诺说，这里很快就会成为世界上最好的治疗中心。

昂娜·佩奇看到那些数据的时候吓了一跳。和布莱克维尔德一家一样，佩奇家也跟这里的治疗小组建立了很密切的关系，但这些消息考验着他们的忠诚度。阿克顿宣布要成立几个委员会，这些委员会的任务就是提高项目的治疗成果。他说，每个委员会的成员都必须至少包括一名患儿的家长。这个举措可非同一般，医院很少允许病人和家属加入内部审查委员会。因此，昂娜没有选择离开，她决定签约加入委员会，重新检视治疗背后到底存在什么问题。

委员会成员们不能理解，为什么中心的治疗成果不够理想。他们遵循全国性的治疗指导方针，有两位医生还参与了指导方针的撰写工作。委员会成员想要参观那些顶尖的治疗中心，但没人知道具体的信息。虽然囊肿性纤维化基金会每年都发布报告，展示全国 117 家治疗中心各自的治疗成效，可从未提及具体名称。医生们打电话、发邮件给基金会，希望对方能透露排在前 5 名的是哪些治疗中心，可是未能如愿。

几个月后，到了 2002 年初，唐·贝里克访问了辛辛那提治疗中心。这里的工作人员发自内心地想要提高治疗成效，患者家属也积极地参与其中，这些都给他留下了深刻印象，但是他听说委员会无法从基金会那里获知排名前 5 位的治疗中心时，感觉难以置信。他打电话给基金会的执行副总裁普雷斯顿·坎贝尔，对方的态度透露出本能的谨慎。坎贝尔解释说，各家中心都是自愿提供数据的，他们之所以肯坚持这么做长达 40 年之久，是因为相信这些数据不会被泄露出去。一旦这些中心对基金会丧失信任度，或许就不会提供可靠的信息，那么不同治疗方法的差异和效果也就无法被正确地反映出来了。

坎贝尔是个行事谨慎、考虑周详的人。他自己也是个儿童肺科专家，一心扑在囊肿性纤维化的治疗事业上。与贝里克的那通电话让他始终心神不宁。基金会一直很重视研究的价值，通过对学术研究的投资，他们协助对囊肿性纤维化的基因进行解码，研制出两种对患者有效的药物，此外还有十几种新药正在试验当中。他们还投入资金，对患者的治疗情况进行跟踪调查，许多富有价值的研究成果从调查结果中应运而生，这些研究成果使指导方针得到更新，资格标准得到强化，治疗程序得到规范。然而，他们的研究也表明，在不同的治疗中心，患者接受的治疗质量的确存在巨大的差别。

与贝里克通电话之后几个星期，坎贝尔向辛辛那提儿童医院透露了那 5 家治疗中心的名字。事实上，他自己也相信，唯有信息更加透明化，治疗成效才能进一步提高。2004 年，基金会宣布了一项工作目标，最终要实现各个中心治疗成果公开化，但同时也做出说明：实现这个目标尚需时日。当时，只有少数几家中心同意向社会公众曝光自己的信息。

不过，前往其中一家治疗中心参观之后，我发觉自己必须提及它的名字，既不能隐藏医生们的身份，也不能掩盖细节。因为没有这些特定的人和细节，就没办法描述一家优秀的治疗中心究竟是怎么做的。辛辛那提的人们也有同感。得知那 5 家中心的名字之后，几个月内，他们已经与每家都通了电话，并到他们认为最好的一家进行了参观访问，那就是明尼苏达囊肿性纤维化治疗中心，隶属明尼阿波利斯市的费尔维尤大学儿童医院。我本人是先去辛辛那提，然后再到明尼阿波利斯进行对照研究的。

## 99.5% 和 99.95% 的差距

在辛辛那提的见闻给我留下了深刻印象，同时，让我很惊讶的是，它仅仅排在中游。所有的工作人员都非常有才能，精力旺盛，对工作充满热情。他们刚刚完成了一次流感疫苗注射计划，注射范围覆盖了 90% 多的患者。每次门诊之前，病人都要填写调查问卷，这样治疗组就能更好地针对病人的问题进行诊断，并提供需要的诊疗项目（如 X 线检查、化验和专家会诊）。病人回去之前，医生还会将本次门诊的书面总结以及一份完整的病例复印件交给他们，这种做法是我以前从未想到的。

一天早上，我跟考瑞·戴恩斯医生一起坐在她的门诊室里，她是这里的

7 位治疗专家之一。她那天的病人名叫艾丽莎，15 岁，脸上长着雀斑，骨瘦如柴，手上涂着艳俗的大红色指甲油，淡金色的直发束成一个马尾，一只手握着一瓶汽水，两腿交叉，脚不停地抖动。每隔几分钟，她就会短暂、沙哑地咳嗽一阵。她的父母坐在她的一侧。医生向她发起了一连串的询问。"感觉怎么样？上学顺利吗？有没有呼吸困难？每天摄入的热量有没有问题？"刚开始，她的回答都是一个字一个字的，很简短。但戴恩斯和艾丽莎已经认识很多年了，所以她也慢慢地放开了自己。她说，总的来说还算正常。她一直坚持治疗——她的父母每天帮她做两次人工胸腔治疗，然后马上用喷雾器吸入药物并服用维生素。那天早晨戴恩斯医生给她测量了肺功能，是正常值的 67%，之前她通常都保持在 80%，这次稍有下降。前一天她的咳嗽严重了一些，戴恩斯认为这就是肺功能退步的原因。戴恩斯很关注艾丽莎的胃痛，这种现象已经持续好几个月了。艾丽莎说，疼痛总是来得毫无预兆，饭前、饭后还有半夜都出现过。疼痛很剧烈，而且有时会长达几个小时。检查、化验和 X 线片都没发现异常，但她已经因此请假待在家里 5 个星期了。她的父母有些不耐烦，因为她大多数时间看起来都好好的，他们怀疑疼痛只是她想象出来的。戴恩斯不确定。她叫一名护士到艾丽莎的家里做跟踪检查，安排一位肠胃病专家和一位疼痛科专家共同会诊。按照常规，患者每 3 个月会来复诊一次，但她要求艾丽莎下次提前过来复诊。

在我看来，这就是医疗工作的真实面貌：过程有些混乱，但充满人情味，医生细心认真、尽职尽责——任何病患都应该得到这样的医疗服务。接着，我到了明尼阿波利斯。

\*　　　　　\*　　　　　\*　　　　　\*

近 40 年来，费尔维尤大学儿童医院的囊肿性纤维化治疗中心的主任不是别人，正是沃伦·沃里克，那位在勒罗伊·马修斯宣布的成功率引起世人怀疑之后曾经展开调查研究的儿科医生。从那时起，沃里克就一直在钻研，怎样做才能取得比其他人都优秀的治疗结果。他认为，方法其实很简单，这也是从马修斯那里学来的——只需尽一切可能保持患者的肺部畅通即可。费尔维尤的患者接受的治疗方法和全国各地的患者一样：稀释分泌物和畅通呼吸道的喷雾治疗法、抗生素，以及每天按规定敲击胸腔。不过，沃里克采取的每一项具体措施都跟别处有所不同。

一天下午，我来到他的门诊室。他正在给一个 17 岁的高一学生看病，她的名字叫简，6 岁时被确诊患有囊肿性纤维化，一直由沃里克治疗。那天是她 3 个月一次的常规体检。她一头齐肩的头发染成黑色，画着艾薇儿式的眼线，每只耳朵上各戴了 4 枚耳环，一侧的眉毛上钉了 2 只眉环，舌头上还有 1 枚钉饰。沃里克 76 岁，身材高大，驼背，穿着一件很旧的粗花呢外套，看上去有些邋遢，皮肤上散布着点点的黄褐斑，头发灰白稀疏，从外表看来，活像一个颤颤巍巍的中世纪老学究。他在简的面前站了一会儿，背着手俯视她，然后说："那么，简，为了让我们成为全国最好的治疗中心，你都做了什么？"

"还真是有些费劲呢，你知道的。"她说。

他们在互相开玩笑。她的状况很好，上学也很顺利。沃里克拿出了她最新的肺功能测量结果，数值有些轻微下滑，和艾丽莎一样。3 个月前，简的肺功能是正常值的 109%——事实上还高于正常孩子的平均水平，而现在大约是 90%。这个结果还是不错的，况且数字上有一些起伏也是很正常的，但沃里克的看法不同。

他拧起了眉头，问："为什么退步了？"

简耸了耸肩。

最近咳嗽了？没有。感冒了？没有。发热了？没有。确定自己是按规定进行治疗的吗？是的，当然。每天都在做？是的。有没有漏过？当然有了，每个人都会有忘记的时候。多久漏掉一次？

接着，慢慢地，沃里克从她嘴里挖出了真正的答案：原来，最近几个月来，她几乎就没有做过治疗。

他接着追问："为什么不做治疗？"神情既不惊讶也不愤怒，看上去是真的很好奇，就像以前从未遇到过这么有意思的情形一样。

"我不知道。"

他继续问："是什么让你不做治疗的？"

"我不知道。"

"这里，"他指着自己的脑袋，"在想什么？"

"我—不—知—道。"她说。

他停顿了一会儿，然后转向我，换了一种语气。他说："囊肿性纤维化的病人有个问题，就是人人都觉得自己是科学家。他们总是爱做实验。一做试验，我们就得帮他们解释其中的问题。他们会自己停止做治疗，结果呢？他们也没有生病。所以，他们就得出结论，沃里克医生是在瞎扯！"

"但我们来看这些数字。"他对我说，没有理会简。他走近墙上挂的一块小黑板。这块黑板看起来很旧了，使用率一定很高。"每天，囊肿性纤维化患者感染严重肺部疾病的风险是 0.5%。"他把数字写在黑板上。简骨碌碌地转动眼睛，脚开始在地上轻磕。"而接受治疗的患者每天感染的风险是

0.05%。"他接着一面说，一面把数字写下来。"所以，你做试验的时候，就是在考察 99.5% 和 99.95% 之间的差别。这么看来，似乎根本没什么差别，对吗？无论接受治疗与否，在特定的一天里，你保持健康的机会基本上都接近 100%。但其实——"他停顿了一下，朝我走了一步，"——差别很大。"他用粉笔写出算式。"以一年为单位来计算，坚持做治疗，平安度过一年的机会是 83%，而不做治疗，机会只剩下 16%。"

这时，他转向简。"你这一辈子要怎么保持健康？要怎么做才能活下去，直到变成一个老年患者？"他问她。她的脚不再磕地面了。"我不能向你承诺任何事，只能告诉你可能的概率。"

从这短短的一席话中，我领悟到了他心中怀有的核心世界观。他相信卓越的成果来源于每一天的努力，因此要看清 99.5% 的成功和 99.95% 的成功之间的差异。当然，人类从事的很多事情都是如此：投篮、生产微电子芯片、快递包裹，等等。医学与它们的不同之处在于，这个极其微小的差额会导致人们失去生命。

然后，他继续设法撬开简的嘴巴，探寻她没有继续治疗的原因。最后，他得知她新找了一个男朋友，还找了一份上夜班的工作。男朋友有自己的公寓，所以大部分时间她不是在那儿就是在男朋友家里，很少回家做治疗。而且学校里颁布了新的规定，她白天每次服药都必须到护士那儿去，所以她有时去，有时不去。她说："真的很麻烦。"他发现有些药她吃了，有些药没吃。她吃其中的一种药，是因为那是她感觉唯一有点儿实际作用的东西。她也在服用维生素。（"为什么会吃维生素？""因为那些药丸很酷。"）其他的药她都没有吃。

沃里克给了她一大堆建议，每天放学后都要回家做喷雾治疗，并让最好的朋友督促自己,还要把重要的药放在包或口袋里带到学校,自己服用。("护士不会允许的。""那就别让她知道。"他说。原本吃药是为了治病,现在他居然巧妙地把它变成一种叛逆行为。)到这里为止,简都点头接受了。"但还有一件事,"他说,"为了弥补过失,你得来医院接受几天治疗。"她盯着他。

"今天就要吗?"

"对,今天就要。"

"那明天呢?"

"我们已经被疾病打败了,简,"他说,"失败了就得承认,这很重要。"

听到这些,她开始哭泣了。

      ＊          ＊        ＊        ＊

沃里克之所以能取得卓越的成绩,是因为他专注于自己的事业,积极进取,并富有创造力。他为病人考虑周详,不断敦促他们,随时都能迸发出奇思妙想。20年前的一天,他一边听教堂唱诗班合唱,一边思索如何才能更好地给病人做检查,突然,他设想出了一种新型的听诊器,他称之为"立体声听诊器"。这种听诊器上垂着两只铃铛,可以以立体声的形式传递肺部的声音。他找了一位工程师帮他制作了出来。那天,他拿出这个仪器听简的肺部,一只铃铛放在简的右侧胸口,另一只放在左侧,坚持认为自己可以清楚地分辨出每片肺叶的声音。

他还发明了一种新的咳嗽方法。病人只是主动把痰液咳出来是不够的,他想让他们咳得更加彻底。后来,在办公室里,沃里克让另一个病人练习他发明的咳嗽方法。病人的双臂向上伸展,大张开嘴,收缩鼻孔,把腰弯到最低，让压力积聚，然后站直身体，一鼓作气把所有东西都咳出来。（"再来一次！"沃里克鼓励他，"再用力一点。"）

他最具影响力的发明是大约 20 年前的一种给病人穿的背心，它可以机械化地锤击病人的胸腔。对囊肿性纤维化患者来说，最麻烦的就是要每天进行护理，这个过程十分烦琐，尤其是人工敲击胸腔，患者无法自行完成，需要依赖家人尽职尽责，要保证准确敲击病人胸腔的 14 个部位。做这件事还得持之以恒，每天 2 次，日复一日，年复一年。有些研究发现，把测血压用的橡皮袖带套在狗的胸口，随着每次的充气和抽气，狗肺部的分泌物会流动起来。沃里克被这个现象吸引了，20 世纪 80 年代中期，据此发明了这种现在已被人们熟知的背心。这种背心的外形很像防弹衣，有软管从两侧伸出，与一台空气压缩机相接，压缩机以很高的频率将一股股气流迅速压进或抽出背心。（有个病人穿着这样的背心跟我交谈，他整个人都在震动，好像正驾驶一辆汽车奔驰在坑坑洼洼的乡村土路上。）

与其他大多数治疗中心一样，明尼苏达囊肿性纤维化中心也由一些医生和很多员工组成。沃里克每周都要召开会议，了解每个人对患者的治疗情况，他要求大家达到整齐划一的标准，很多临床医生们都不堪忍受，有些甚至十分恼火。一位医生这么表述："他可能是有些缺乏，嗯，对不同治疗方案的尊重。"虽然 1999 年他从中心主任的位子上退了下来，让自己的门徒卡洛斯·米拉接任，但他依然是这里的灵魂人物。即使患者的肺功能达到正常值的 80%，甚至 90%，他们都不会满意，他们的目标是 100% 或者更好。在这里，将近 10% 的孩子都会做手术将橡胶管放到胃里，他们通过这种方式获取补充的食物，因为根据沃里克的标准，这些孩子的体重增长得不够。没有研究表明必须采取这种措施，但在这家中心，近 10 年来，没有一个儿童或青少年死亡。年纪最大的病人已经 67 岁了。

## 你能满足自己的平庸、忍受别人的平庸吗

在医学领域里，我们早就清楚在病人身上做试验的危险性，敢这么做的医生都颇具牛仔精神。我们竭尽所能地将疗法限制在已经确立的研究发现中，而沃里克却坚定不移地只关注患者的实际治疗成效，因此才能成功地发明新疗法。他说，国家临床治疗标准只不过是"对过去的记录，仅此而已——它们也会有过期的时候"。他探访另一位病人斯考特·皮耶博的时候，我也一起去了。皮耶博来到费尔维尤的时候 32 岁，已经失去 80% 以上的肺容量。他非常虚弱，连走路都上气不接下气，根本不能工作，之前的医生预计他活不过一年。不过，那已经是 14 年前的事情了。

"有些时候，我想，到此为止了——我过不去这个坎儿了，"皮耶博告诉我，"但有些时候又觉得我能活到 60 岁、70 岁，甚至更久。"过去的几个月里，沃里克让他尝试新的方法——除了每天两次、每次 30 分钟之外，每天中午午休时也穿上背心。皮耶博颇费了一些时间才习惯穿着那个震动的东西睡觉，但他很快就能打保龄球了，这可是他多年以来头一次能够较大幅度地活动身体。他加入了一个每周打两次球的社团。虽然身体状况不允许他打完四局，第三局的分数也总是较差，但平均成绩还是不错的。"斯考特，为了让你能坚持打完第四局，你觉得我们可以怎么做？"沃里克问。皮耶博说，他发现在温度低于 10 摄氏度而且湿度低于 50% 的情况下，自己表现得要好一些。于是沃里克建议，在气温较高或者湿度较大的天气以及打球的日子里多穿一个小时背心。皮耶博说他会试试的。

我们总是认为，一个医生的能力主要由他掌握的知识和技术决定，但在明尼阿波利斯，其实还包括伊拉克的战地医疗帐篷、暴发脊髓灰质炎的印度村庄、全国各地的产房以及我在这本书里描述的其他地方的事例告诉我们，知识和技术只是医学中最简单的部分。即使掌握了高端的知识和精妙的技巧，

也不一定能取得出色的治疗成果，还有很多无法量化的因素，如进取心、勤奋程度和创造力，都会对结果产生巨大的影响。在辛辛那提和明尼阿波利斯这两个地方，医生们的能力相当，也都通晓囊肿性纤维化的相关病理信息，但如果安妮·佩奇在明尼阿波利斯接受治疗，就算她还没有出现呼吸问题，病情也没有显著恶化，她的胃里也很可能已经被置入一根进食软管，沃里克的团队一定也会始终关注她，找出使她的呼吸状况好于常人的办法。

唐·贝里克相信，某些医疗实践之所以能取得更为卓著的成效，关键在于一些细微之处的差异，而这些细微的差异其实是可以被辨别和研究的。只是因为大家不知道谁才是真正做得出色的人，所以学不到那些经验。我们只有了解所有人的医疗成效时，才能比较并判断出谁是最顶尖的，才能向他们学习。贝里克认为，如果我们真的求知若渴，想知道别人如何取得出色的成绩，那么优秀的理念一定会被传播开来。

贝里克的这套理论已逐渐被人们付诸实践并加以检验。2006 年 12 月，囊肿性纤维化基金会成功地说服了所有的治疗中心，为减轻该疾病对美国民众的严重影响，公开他们各自的治疗成效。现在，这些信息被全部公布在基金会的网站上，供公众浏览，这种做法在医疗界尚属首创。

辛辛那提治疗团队已经开始按照沃里克的方法监控每位病人的营养状况和肺功能，他们越来越渴望提高自己的治疗效果。然而，你肯定会产生疑虑，如果大家都相互模仿，这个领域究竟还有没有可能再出现一些像沃里克那样冲劲十足、不断试验的人。在基金会医疗质量改进部门的负责人布鲁斯·马歇尔看来，自从基金会开始将所有的医疗中心团结起来，大家互通有无，短短几年里，一些榜样就应运而生，而且每一家治疗中心都取得了长足的进步。但是，水准与费尔维尤类似的几家中心依然处在进步的最前列。

"你观察一下它们的进步速度，会发现排名在前 1/4 的医疗中心进步得最快，"马歇尔说，"它们有被人超越的危险。"也许，成为一家最优秀的中心，首先必须具备的就是学习和创新的能力，所以他们能比其他人更迅速地学习和进步。

\*　　　　　\*　　　　　\*　　　　　\*

无论我们多么努力地提高平均水平，钟形曲线始终存在，一旦承认这个事实，就得面对一大堆问题。处在平均线以下会不会对医生不利？我们要把自己的成绩告知患者吗？患者会不会离开我们？平均线以下的医生会比平均线以上的医生收入少吗？所有这些问题的答案恐怕都是肯定的。

举例来说，最近，医生的薪酬体制已经在迅速朝"按质付酬"的方向转变。（虽然没有明说"庸者减酬"，但实际上就是那么一回事儿。）目前在全国范围内，安泰和蓝十字等保险商给未达到规定医疗质量要求的医生付款时，会扣除 10% 或更多的部分，直到该医生达标为止。医疗保险还决定，做肠移植手术的外科医生如果未达到预先设定的成功率，将不予付款。这种做法很可能延伸到其他手术领域，医生们当然会因此而坐立不安。我曾经参加过一次相关概念的推介会，听众都是医生，他们还是头一次听到这种说法。到最后，人群中的一些人几乎是在义愤填膺地大喊："听这意思是要根据等级给我们付钱了？谁来划分这个等级？到底怎么个划分法？"

其实如今，我们医疗界也不是唯一一个被划分等级的领域。灭火员、首席执行官和销售员都分等级，连教师也分等级，而且有些地方还按照等级拿薪水。不过就这样被人用等级评判，我们的心里都感觉很不自在。那些划分标准好像没一个合适的，没有考虑到我们无法控制的环境因素，有些有谬误，并不公平。但是，朴素的事实依然没改变，一切人类活动中都有钟形曲线的存在，对比优劣之间的差异往往十分关键。

我问昂娜·佩奇，假如为了把辛辛那提囊肿性纤维化治疗中心变成"全世界最好的治疗中心"，她自己已经全身心投入，这里的医护人员也已经竭尽全力，但最终的成效比照发现它还是停留在中等水平，她会怎么做。

"我不相信会有那种可能。"她告诉我。她说，大家都很勤奋，她根本无法想象他们会失败。

不过，当我再次追问时，她告诉我："假如它仍停留在中等水平，我想我们不会继续在这里治疗。"然后她又考虑了更多的问题。就因为那些数字，她真的会把安妮从多年来一直全心全意照顾她的医生和护士们身边带走吗？也许吧。但她同时也希望我能够理解，那些医护人员付出的努力对他们一家而言非常重要，是她用语言远远无法表达的。

本来我不必过于纠结上述那些问题，可是后来也禁不住开始思考，我在自己的手术领域里处于钟形曲线的哪个位置呢？在我的专业，也就是内分泌系统肿瘤外科，我相信自己的专业能力会比那些只是偶尔做此类手术的医生强，但我已经上升到沃里克那样的境界了吗？我非得回答这个问题吗？

对每个有较强责任心的人来说，最困难的问题莫过于，万一我处于中等水平怎么办？假如把经验相当的外科医生放在一起，对大家的手术结果进行比较，然后发现我是其中最差的一个，那么，我会交出自己的手术刀，但如果我的水平是 B$^-$ 呢？在我工作的城市里，外科医生多如牛毛，我怎样才能找出充足的理由将病人置于自己的手术刀下？我可以告诉自己，总得有人属于中等吧。如果钟形曲线真的成立，那现实就是，大多数医生都是中等水平而已，成为他们中的一员也没什么可羞耻的，对吧？

不对，当然会感觉羞耻。真正的问题不是处于中等水平，而是就此满足。众所周知，对我们大多数人来说，平庸就是我们的宿命。我们身边的人在某些方面平庸，比如长相一般、钞票不多、网球技术不怎么样，我们完全能够接受。但假如普普通通的是你的外科医生、孩子的儿科医生、警察局或者当地的中学呢？当赌注是我们或孩子的生命的时候，任何满足于平庸现状的人提供的服务，我们都不想要。

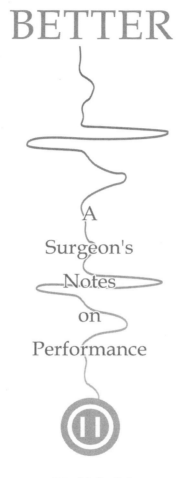

BETTER

A
Surgeon's
Notes
on
Performance

## 印度之行

我在去印度之前，心想自己是美国训练出来的医生，或许可以传授一招半式给当地的医生。后来我才发现，一般的印度外科医生也是本领高强，要比我知道的任何一个西方国家的外科医生都厉害。

某天，我在手术室里做手术。站在我旁边的是麻醉组的成员马克·西蒙，29 岁，是医院的实习医生。手术并不复杂，所以我们开始聊天。我提到自己一直在思考的囊肿性纤维化治疗体系，结果没想到，这个话题正好触及他的痛处，因为马克本人就患有这种疾病。我事先一点儿也不知道他的病，尽管我们已经合作过很多次，而且他身材矮小，经常发出刺耳的咳嗽声，这些正是这种病患者的常见症状。他告诉我，疾病使他经历了极度痛苦的煎熬。在医学院学习的前三年，他还能保持健康。但是到了第四年，他的病情恶化了，必须住院 4 周。接下来的一年在波士顿实习，他也耽误了 6 周。现在是他实习的第二年，才刚过一半，他已经又住了一个月的院。29 岁的他心里再清楚不过了，这种病的患者的平均寿命只有 33 岁。所以，我们集中讨论的问题是：哪种方式更有可能挽救他的生命——投资实验室科学，还是努力提高现有医疗方法的功效？

## 何种方式更有可能挽救生命

大多数人想到的答案一定是投资实验室科学，找到治愈疾病的方法。1989 年，科学家发现了囊肿性纤维化的致病基因。在当时看来，投资实验室科学的确是个明智的选择，人们相信只需几年就能找出治愈疾病的方法。

然而，期盼中的进展并没有出现。马克没有放弃希望，他相信这种病终有一天会有治愈的办法，但是否来得及挽救他自己的生命呢？他并没有把所有希望都寄托在这上面。他说，相反，运用已有的知识和技术，提高和改善临床疗效才是他的希望所在。他认为，相比之下，这个方式能够挽救更多的生命。我也赞同他的观点。

当然，不管是对囊肿性纤维化、儿童淋巴瘤、心脏病还是其他任何损害人类健康的疾病，我们都需要不断创新，拓展知识，发展新的治疗方法，但现实情况是，我们并没有有效地运用科学已经赋予我们的能力，也没有付出多少努力去改变这个现状。而另一方面，当我们把成效作为一门科学，如医护人员在洗手、医治战场伤员和接生婴儿等方面所做的那样，成千上万的生命便得到了挽救。事实上，为了提高医疗成效而进行的科学投入眼下看来虽然只占科研预算的极小部分，但到了下一个 10 年，却会比实验室科学能挽救更多人的生命，比起基因破译、干细胞疗法、癌症疫苗以及我们在新闻里听过的其他一切实验研究，它能够救活更多人。再也不会有比这更丰厚的回报了。

以乳腺癌为例。1990 年以后，在工业化国家里，乳腺癌的死亡率已经下降到大约 25%。最近，对美国乳腺癌档案数据的研究表明，死亡率下降的原因，至少有 1/4 甚至可能超过一半要归功于女性更多地进行了乳房 X 线片检查。采用乳房 X 线片检查能够及时发现体积尚小、还无法被触摸到的乳腺癌肿瘤，让患者在癌细胞扩散之前及早得到治疗，从而挽救患者生命，但这种方法发挥作用的关键是，女性必须每年一次按时进行乳房 X 线片检查。如果间隔时间超过一年，乳腺癌肿瘤就有可能在患者毫无察觉的情况下形成、生长并扩散。

那么，有多少女性每年做一次乳房 X 线片检查？7 名女性中，有 1 名能连续坚持 5 年；16 名女性中，只有 1 名能坚持 10 年。不做检查的原因五花八门。责任当然往往在于女性自身，但她们之所以不坚持做检查，有几种潜在的主要原因，包括做检查耗费时间、令人不适、很麻烦，有这种设施的医院不多，对没有医疗保险的人来说价格太过昂贵，而且做完检查后很少能得到相关结果和提示。美国政府和私人基金会每年会花费近 10 亿美元研究乳腺癌的新疗法，却极少有人想到投资改善乳房 X 线片检查的舒适度和方便性。尽管研究结果一致表明，单单是更规律、更合理地运用这一项技术，就能将乳腺癌的死亡率减少 1/3。这只是其中的一个例子而已，却能够说明提高医疗实践的成效会获得巨大的成果。

然而，我直到留意观察了世界上其他大多数地方的医疗实践之后，才算是彻底、深刻地领悟了提高医疗成效带来的巨大潜在价值。在那些地方，挽救人们生命的最大希望就在于提高医疗成效，而不是什么遗传学研究。

## 乌提村村医的一天

2003 年，我终于完成了外科训练。在开始正式执业之前，我决定先以访问医生的身份前往印度考察，我的祖籍在那里。在两个月的旅程中，我先后在印度境内的 6 家公立医院工作，有安置了 2 000 张病床的定点医疗中心，也有乡村农舍医院以及普通的全科医院，在每个地方我都逗留了平均一两周时间。

其中一家是地区医院，为包括乌提村（我父亲的故乡）在内的一些地区提供医疗服务。乌提村隶属马哈拉施特拉邦，位于孟买以东约 650 公里处，在卡纳塔克邦（也就是我见证脊髓灰质炎"扫荡"行动的地方）的正北面。我父亲家族的大部分亲戚都还在那里生活。父亲有 12 个兄弟姐妹，他们都是农民，种植甘蔗、棉花，还有一种叫作高粱的农作物，这些就是他们的经济作物。有了滴灌设备，他们一年能有两次收成，再加上父亲寄来的钱，足够他们维持殷实的生活。乌提村通了公路和电，一些家庭还有自来水，营养不良不再是困扰人们的问题。如果村民病了或者需要体检，那儿有一个初级卫生所，里面有一个医生，大概每周来一次。要是村民得了疟疾或腹泻方面的疾病，卫生所的医生会把病人送到附近小镇乌马克海德的农舍医院。倘若是更严重的疾病，会送到110公里外的南戴德地区医院。我的堂兄之前患了肾结石，就是在那里治疗的。

不过，南戴德地区医院是那里唯一的一所公立医院，要负责为1 400个像乌提这样的村庄里总计大约230万人口提供医疗服务。医院有500张病床、3个主要的手术室。我到访的时候，发现这里只有9名外科医生。（想象一下整个堪萨斯州只有9名外科医生的情形！）医院的两栋主楼都有4层高，用水泥砌成，外墙粉刷着浅褐色的灰泥涂层。外科医生们每天早晨一到医院，就会看到几百号人水泄不通地围在那里，拼命地往门诊部里面挤。其中至少有200人是来看外科门诊的。外科住院部也总是人满为患，请他们去给其他科的患者会诊的电话也总是接连不断。令我疑惑不解的是，他们是怎么完成工作的？外科医生们要做那么多疝气手术、肿瘤切除手术、阑尾手术，还有肾结石手术，自己还要睡觉、生活，他们是怎么办到的？

一个普通的早晨，在门诊部，我旁观了阿希什·莫特瓦医生的工作。他是个普外科医生，快40岁了，那天轮到他值班。他留着汤姆·塞立克①式的小胡子，穿着卡其布裤子和一件蓝色衬衫，领口敞开着。他没穿白大褂，一支钢笔、瘦削得近乎羸弱的双手以及他的头脑就是全部工具。

南戴德的门诊部跟我在印度其他地方看到的都不一样。在夏季，这里热得好像蒸笼一样，墙上的油漆一片片地剥落下来，洗手池脏得变成了褐色，

---

① 美国著名男演员，主演过《小镇疑云》等多部影片。——译者注

龙头也都坏了。每间房间都设有一张金属桌子和一些椅子，天花板上挂的吊扇"嗡嗡"地高速旋转着，空白纸张被裁成正方形，压在一块石头下面——这是供医生们写处方用的。自始至终都有 4 位、6 位，有时甚至是 8 位患者抢着想让医生给自己看病。检查就在一个满是破洞、又薄又透的布帘子后面进行。

一个小时之内，莫特瓦就看了很多病人。一个 60 岁的老农说自己体重下降、腹泻，胃的左上部有个肿块；一个十几岁的男孩肚脐上方曾经被刀割伤，那个位置现在生了脓疮，发热肿痛；3 个人说自己腹部右上部位疼痛，其中两个带来了超声波报告，确诊有胆结石；一位 31 岁的人力车夫局促不安地走进来，他的下巴上长了一个胡桃大小的肿瘤；一位包着头巾、走路一瘸一拐的 70 岁老人褪去裤子，给医生看他右侧腹股沟上的疝气肿块，他说那里一直在痛；一位父亲带来了 7 岁的儿子，他儿子被证实患了直肠脱垂；一位沉默寡言、战战兢兢、30 来岁的妇女解开纱丽，露出乳房的皮肤，上面长了一个小孩拳头般大小的恶性肿瘤。

那天上午的 3 小时里，莫特瓦总共看了 36 个病人。尽管周围嘈杂不堪，他还是表现得镇定自若。他一边用大拇指和食指理着胡须，一边安静地细看病人推到他面前的病历文件。然后，他用一种缓慢从容的语气讲话，这种语气能够吸引病人的注意力，让人不由自主地认真倾听。有时候，他的态度也难免有些生硬，但他尽量给每个病人留出片刻时间，分别进行单独诊治。

由于时间不足，无法为病人做全面检查、详细询问病史或解释，他主要依靠自己迅速灵敏的临床判断，这是从长期的工作中磨炼出来的。他让几个病人去做 X 线检查和化验，其余的人就当场做出诊断。他叫一名实习医生到隔壁的治疗室帮那个男孩挤清脓肿，指示另一名实习医生帮胆结石病人和疝气病人安排手术时间，还给一个有腹泻和腹痛症状的妇女开了驱虫药，让她回家服用。

令我特别触动的是他对那位侵蚀性乳腺癌患者的治疗。来到印度之前，我曾猜测这类晚期癌症所需的复杂、昂贵的治疗方法，如化疗、放疗和手术，应该是他们的医疗体系所无法负担的，医生们一定会把她这样的患者送回家等死，但莫特瓦并没有这么做。而且按照规定，这是被禁止的。他直接将那名妇女收治入院，当天下午就开始亲自给她做化疗。

作为一名外科医生，我不知道怎么安全地给病人实施化疗。在西方国家，这是很复杂的问题，只有肿瘤学家才知道具体的操作措施。但在印度，大多数的抗癌药物都有价格低廉的仿制版本。在我去到的各个地方，外科医生都会在摆着长凳和折叠椅的临时治疗室里诊断和使用环磷酰胺、甲氨蝶呤和氟尿嘧啶（以上几种均为抗癌药物）。出于必要，他们找出了一些折中方法。在富裕一些的国家，医生们会监测患者的血细胞计数，以预防并发症的出现，但他们没有这样做；为了保护患者的静脉免受药剂侵蚀，我们通过造价昂贵的中心静脉导管给药，而他们却通过病人胳膊和手背上的末梢静脉给药，但他们也能让患者完成化疗，放疗也一样。如果有钴 60（美国 20 世纪 50 年代使用的放射疗法），外科医生们就会自行安排并实施放疗。假如治疗对肿瘤起了作用，他们就会接着实施外科手术。这是经典的治疗方法，只不过他们发明的途径与我们不同罢了。

## 缺钱、缺药、缺人的医疗系统

我很快就发现，大多数来到地区医院就诊的人患的都是在美国常见的疾病，这本身就能说明一些问题。我父亲村子外面的农舍医院里收治的病人中有一半患的都是西方国家不多见的一些疾病，如痢疾、肺结核、疟疾等，但人们一般都不会因此死亡。初级诊疗水平已经有了很大的进步，居民的生活水平也提高了不少。目前，印度人民的平均寿命已经从几十年前的 32 岁增长到了 65 岁。（我到印度的时候，我的两位姑母分别为 87 岁和 92 岁，仍然能够在田间劳作；我的祖父去世的时候是 110 岁——他从公共汽车上摔下来，导致脑出血。）人们还是会感染霍乱和阿米巴病，但基本都会康复；他们也会面临我们面临的那些疾病的挑战——胆囊问题、癌症、疝气、交通事故伤害，等等。如今在印度，导致死亡的第一大杀手是冠心病，而不是呼吸道感染或痢疾。而且大多数人，即使是没有接受过教育的人，都知道医学可以帮助他们战胜"病魔"，存活下来。

然而，他们的卫生医疗体制最初并不是为了战胜这类疾病，而是为了控制传染病而设立的。印度政府每年的卫生预算是人均 4 美元，即使全部用于防治传染病也少得可怜，对付心脏病之类更是远远不够。改善营养不良、免疫和卫生状况仍然是亟待开展的项目，但需要外科手术和其他专科治疗的人潮也从未中断。那天上午到南戴德医院看外科的 250 余名病人当中，起码有 50 人需要做手术。而医院的手术室和人手仅能够应付每天 15 台手术，其余的病人都必须等待。

我所到之处的情形都差不多。我以访问医生的身份在德里的全印医学科学学院待了 3 个星期。德里在印度属于经济发达的大城市，有宽带设施、自动提款机和购物广场。六车道宽的沥青马路上，本田车、丰田车和奶牛、人力车互相抢道。全印医学科学学院是印度资金最雄厚、优秀人才最集中的公立医院，但即使在这里，也有一张等候手术的患者名单，名单被登记在一个硬皮的预约本上。一天，我和负责管理这份名单的高级住院医生交谈，他说他讨厌这份工作。他的小组有 3 名外科医生，预约本子里记录的等待其中一名医生做手术的患者就有 400 个，手术都已经排到了 6 个月以后。他说，他试着优先安排癌症患者，但不断有人拿着政府官员、企业老板和医院领导们的信件来找他，要求他把手术日期提前。不得已，他必须帮他们调整，于是还得把最不紧急的手术继续往后挪。

南戴德医院没有像这样正式的等候名单。医生们只是收治病情最紧急的病人，只要空间、物资条件允许，就给他们动手术。因此，3 间手术病房都挤满了病人，每间里面排列着 60 张金属帆布床。有些病人不得不住上下铺，或者干脆睡在床位中间肮脏的地面上。有一天，在男性病房里，3 张床上分别住着一位绞窄性肠疝修复手术后的老人、午夜刚做过胃溃疡穿孔手术的年轻人和一位戴眼镜的 50 岁锡克人，他的胰腺长了一个巨大的囊肿，需要做引流手术，他已经在这里等了一个星期。在他们对面的地上，一个 70 来岁的老人静静地蜷缩着，等待切除出血的直肠癌肿。不远处有两个人共用一张床，一个人在走路的时候被车撞伤，另一个是个农夫，由于膀胱被结石阻塞而插着导尿管。外科医生们尽可能收治这些病人，白天做手术，晚上轮班接着做。

即使这样，还是有很多的患者需要治疗。各地的医疗中心都缺乏医生和必需物资。西方国家有医生们可以依赖的基础体制，印度却没有。

＊　　　　＊　　　　＊　　　　＊

直到现在，一想起那天亲眼看到一个 35 岁的男人死于完全能够治好的肺衰竭，我就觉得很难过。他被送到一所大型城市医院的急诊室，当时我在那里访问。我不知道他候诊了多久。有人把他的转诊条交给外科住院医生，我和那位医生一起走过去，发现他坐在空无一物的帆布床上，双手抱膝，每分钟的呼吸达 40 次，眼睛里充满恐惧。X 线片显示，他的左胸有一大块液体沉积物，淹没了他的肺部，把他的心脏和气管挤到了右侧。他的脉搏跳得很快，脖子上的静脉向外凸起。他需要立即做胸腔导流手术，将液体排出，使肺部重新扩张。然而，安排这个简单的手术也在医生的能力之外。

住院医生试着用针抽出液体，但液体已经被感染了，变得十分浓稠，针起不到任何作用。我们需要给他置入胸腔引流管，但连胸腔引流管这种便宜、基础性的器械也都没有库存。于是医生把一张写有引流管的处方交给那个人的兄弟，他冲进闷热的夜色中，去找卖引流管的医疗商店。不可思议的是，10分钟后，他回来了，手里拿着一支引流管，型号正确，正是我们需要的。在印度，医院物资供应短缺非常普遍，因此在每家医院周围，你都能看见一排排摇摇欲坠的小摊位，从药物到起搏器，无一不是小贩们的经营范围。

当我们把病人送到治疗室插管的时候，却找不到手术刀。住院医生跑着去找护士，而我则一直在给病人做胸外心脏按压。他失去脉搏和呼吸后10分钟，住院医生才把手术刀拿回来，从他的肋骨间切进去，浓稠的液体喷射而出，但已经回天乏术，那个人最终死了。

很显然，物资短缺是造成那个病人死亡的部分原因。这是一家有1 000张床位的医院，却没有胸腔引流管，没有脉冲式血氧定量仪，没有心脏监测仪，还不能测量血氧浓度。公立医院本来应该为患者免费治疗，但是由于物资供应不足，医生们不得不经常要求患者自行购买药物、导管、化验剂、疝气修补手术用的网片、吻合器、缝合材料，等等。在一家乡村医院里，我曾经遇见一位面色苍白、80岁高龄的老人，他的直肠有个肿块，出血不止，他赶了30多公里的路，又是坐车又是步行地来看医生。结果医院没有手套或是凝胶润滑剂之类的东西，医生没办法帮他检查，只能写了一张处方，叫他自己出去买。2小时后，老人步履蹒跚地回到医院，手里攥着手套和凝胶润滑剂。

这一类情况反映的不仅仅是缺钱的问题。就在我目睹那位35岁病人死去的那家医院里，基础器械严重短缺，急诊病房只有 2 名护士，到处污秽不堪，但他们却有崭新的螺旋 CT 扫描仪，还有一套豪华的血管造影设备，这可是要花费数万美元才能配置的。不止一个医生对我说，获得一台新的核磁共振机器要比维持基本物资供应和卫生条件容易多了。在他们眼中，这一类的仪器成了医学现代化的象征，但这样的理解是对医学成就本质上的误解。治疗疾病的方法不是拥有先进的仪器，而是在解决每一个具体的问题时把握好所有看似普通、寻常的细节，我们必须明白这一点。印度的医疗体制正面临着根本性的巨大难题，它无法适应不断涌现出来的、突然之间便变得复杂化的疾病。我们既需要物资供应的保证，也需要更合理可靠的医疗体制，对印度的外科医生们来说，两者都很缺乏。

这种情况并不是印度独有的，它已经成为我们这个时代的核心难题。在整个第三世界，人口统计的数字都在飞速变化。巴基斯坦、蒙古国和几内亚的人口平均寿命已经提高到 60 岁以上；在斯里兰卡、越南、印度尼西亚和中国，国民的平均寿命超过了 70 岁。（与之对照，由于艾滋病的影响，非洲大部分地区人口的平均寿命仍在 50 岁以下。）然而，癌症、交通事故伤害以及糖尿病、胆结石类疾病的发生率在世界范围内迅猛增长。心脏病成为全球人类健康的第一大杀手。新的实验科学不是挽救人类生命的关键所在，提升医疗成效、落实已有的知识和技术这门尚处于萌芽期的科学才是。但是，各国政府并没有充分认识到这个问题。因此，世界上很多地方的外科医生都在孤军奋战，他们能够依靠的只有一支钢笔、自己灵敏的手指和头脑，却要配合几乎毫无用处的医疗体制，应对越来越多如潮水般涌来的患者。

毫无疑问，这些现实令人灰心丧气。印度的医疗团体一直以来是最缺乏奉献精神的，我遇见的所有外科实习医生都希望在结束训练后能够到只收现金的私立医院（由于公立医院的种种缺陷，越来越多有钱人到私立医院看病）

去工作，或者干脆出国。假如我处在他们的位置，我想我也会这么做。很多主治医生也都在计划离开这里。与此同时，面对自己提供的医疗服务中存在的种种折中手段和不足之处，所有人都在忍耐，虽然早已忍无可忍。

## 独立于现实困境的全能多面手

然而，尽管现实如此不如人意，外科医生们还是始终坚持不懈地提高自己的能力，令我这个旁观者惊叹不已。去印度之前，我想，自己作为一个在美国接受训练的外科医生，或许还有资格向他们传授一两招。但事实上，论及业务能力，我认识的哪个西方外科医生也赶不上一个普通的印度外科医生。

"取膀胱结石，您首选哪一种办法？"印度那格浦尔市的一位外科医生曾经问我。

"我的办法是叫一位泌尿科医生来做。"我说。

在南戴德医院的一天下午，我跟一位外科医生一起巡房，见到很多他成功实施手术的病人。他们患病种类五花八门，有前列腺阻塞、结肠憩室炎、胸腔结核性脓肿、腹股沟疝气、甲状腺肿大、胆囊疾病、肝脏囊肿、阑尾炎、鹿角状肾结石。还有一个男婴天生没有肛门，这位医生为他做了一个完美的再造手术。仅凭教科书上的知识和互相之间的经验传授，如此一家普通地区医院的外科医生们就能把自己打造成全能的"多面手"，真是令人难以置信。

这种现象该怎么解释？外科医生们不能控制的因素太多了：源源不绝的患者、贫困、物资匮乏，等等。但只要是他们能够控制的东西，比如自己的技术水平，他们就会不断努力改进。在医学知识和成就这个广阔的领域里，他们把自己看作其中的组成部分，而且相信自己能够成为其中合格的一员。我觉得，这从某种程度上也促进了南戴德的外科医生们之间的友情和团队精神。

每天傍晚，我都能看到他们在看病间隙到街对面的咖啡馆小坐片刻。他们花 15 ～ 30 分钟喝上一杯当地的奶茶，交流当天碰到的一些病例，谈论自己采取了哪些方法，具体是怎么做的。单是通过这种交流，似乎就能刺激他们树立更高的目标，而不只是混过每一天。他们感觉只要有决心，就无所不能。事实上，他们认为自己不仅是医疗领域的一部分，而且能够为这个领域做出贡献。

我在南戴德目睹了许许多多令人忧虑的情景，穿孔性溃疡患者数量多得惊人就是其中之一。在 8 年的外科训练中，我只见过一名患者的溃疡严重到了这种程度——胃酸将肠道腐蚀出了一个洞。但在南戴德所在的地区，人们嗜食辣椒，几乎每晚都有这样的病人到来，他们通常已经出现剧烈的疼痛，而且从村子一路赶到医院还要耽误数小时的时间，到医院时，人基本上已经陷入了休克状态。到了这种阶段，唯一的治疗方法只有手术。医生必须立刻把病人带到手术室，在腹部中间割开口子，把所有的胆汁和感染的液体抽出来，找到肠道的穿孔位置并将其修补好。这是一台创伤性的大手术，以患者当时的健康状况，往往很难平安度过手术期。于是，莫特瓦做了一件非常了不起的事。他发明了一种新的手术方法：腹腔镜修补穿孔性溃疡，手术切口只有 0.6 厘米宽，平均费时 45 分钟。我后来向美国的同事们谈起这个手术的时候，他们都觉得不可思议，在他们看来，这根本就不可能做到。

然而，莫特瓦已经对穿孔性溃疡问题思考了多年，他确信自己能够设计出一种更好的治疗方法。他的科室能以低廉的价格购买到一些老旧的腹腔镜设备；专门有一个助理亲自负责清洁设备，确保其状况良好，可以随时投入使用。随着时间的推移，莫特瓦谨慎认真地摸索出了自己的一套技术。我亲眼见过他做这个手术，手法一流，动作敏捷。手术结果显示，他的手术跟标准手术相比并发症较少，而且患者恢复得也较快。他在一次学术会议上展示了他的手术成果。虽然身处马哈拉施特拉邦一个整日尘土飞扬的偏远小镇，莫特瓦和他的同事们却在全世界的溃疡外科医生中名列前茅。

在医学领域取得真正的成功并不容易，需要坚强的意志力、对细节的关注和创新精神，但从这次印度之旅中，我学到了一课：不论在哪儿，不论环境如何，谁都有可能获得成功。我想象不出还有什么地方比这里的条件更糟糕，然而这里的人们也能取得令世人惊叹的成就。我还留意到，每一个成就的起步都异乎寻常得简单，仅仅来源于医生发现问题的意愿和修正问题的决心。

找到有实践意义的解决方法必然要经历漫长而艰难的摸索过程。尽管如此，我的亲眼所见说明，提升是完全可能的。提升不需要卓越的天赋，它需要的是勤奋，需要的是明晰的是非观念，需要的是独创精神，而最为重要的是，它需要勇于尝试的意愿。

＊　　　　　　＊　　　　　　＊　　　　　　＊

有一天，一对父母把一个一岁的小男孩带到拥挤的南戴德外科门诊，他们的脸上写满恐惧、无助，还有热切的希望，这种神情是我在这些人满为患、物资匮乏的医院里经常见到的。孩子躺在母亲臂弯上挂的摇篮里，安静得令人不安，他睁着眼睛，却没有任何东西能吸引他的注意，他也没有任何反应。他的呼吸均匀、轻松，但频率异常得快，听上去像是其体内装了一台气泵，而泵的速度出了问题一样。他的母亲向医生描述说，孩子总是一阵阵令人恐怖地剧烈呕吐，呕吐物能隔着桌子溅到对面去。他们最初去看的是儿科门诊，一位医生发现小男孩的头部变大了，明显与小小的身体不成比例，于是下了初步诊断：小男孩患的是重度脑积水。随后的颅骨 X 线片肯定了这个诊断。这是一种先天性疾病，大脑正常的排水系统受到了阻塞，脑部的液体慢慢积聚，为了减轻液体的压力，颅骨会逐渐扩张，同时大脑也会受到压迫。这种疾病对大脑的损害会越来越严重，开始时是呕吐，后来会发展到失去视觉、嗜睡、昏迷，直至死亡。唯一的办法是进行外科手术，重新建立一条让大脑排出液体的通道。如果手术成功，小孩就能完全正常地生活下去。因此，儿科医生才会把小男孩和他的父母送到外科门诊。

外科门诊没有神经外科医生，也没有所需的手术器械，包括在颅骨上打孔的钻和配有无菌单向导流管的分流器材（能够将液体从脑部导出、进入皮下并流入腹腔），但是，医生们不想就这样放弃，不能让小男孩就这样等死。他们向男孩的父亲说明了需要的物品，后者在当地市场上以 1 500 卢比①的价格买到了一个仿制品。仿制品并不完全符合标准，导流管太长，而且不是无菌的，但外科主任杰姆戴德同意接这个手术。

第二天，也就是我在南戴德逗留的最后一天，小男孩被送入手术室，我观看了手术的全过程。他们把导流管修剪成标准尺寸，并放入蒸汽高压灭菌器中消毒。麻醉师给小男孩注射了一种叫作"克他命"的麻醉剂，这种麻醉剂价格低廉，但效果显著②。一名护士用剃刀剃掉了小男孩头部右侧的头发，用碘酒消毒剂清洁从头部到臀部的每一寸皮肤。一位外科实习医生将无菌布帘放了下来，隔离出手术区域。一名护士将手术器械排列在一只小小的托盘里，在唯一的一盏手术灯下，它们闪着银色的微光。在我看来，仅凭这些器械就想完成手术是绝对不可能的，就算是缝合一个很小的伤口，我需要用到的也绝不比这些少。杰姆戴德拿起一把手术刀，在男孩耳朵上方 2.5 厘米的

---

① 约 220 元人民币。——译者注
② 不过近年来它因为被发现有致幻的副作用，已经被其他麻醉剂取代。——编者注

位置切开了一个 2 厘米多长的切口。接着他拿起一把止血钳 ①，竟然开始慢慢地用止血钳的尖部研磨男孩露出来的白色颅骨。

最初没什么用，钳尖不断从坚硬的骨头表面滑落。但后来他逐渐找到了着力点。又经过了 15 分钟艰苦的研磨和刮擦，男孩的头骨上终于出现了一个很细小的孔。他小心翼翼地把孔拓宽了一些，努力不让钳尖滑动，以免刺伤裸露在外的大脑。开口足够大以后，他将导流管的一端缓缓放入大脑和颅骨之间，再拿起另外一端，将其从颈部、胸部的皮下蜿蜒地送往腹部。把导流管一下子插进腹腔的空间之前，他停顿了片刻，观察脑部的液体从新的通道向外流淌。液体像水一般清澈纯净。一切近乎完美。

他没有放弃。正因为这样，这个孩子起码能够活下去了。

---

① 这是一种常见的剪刀状的夹钳，外科医生通常用它夹住血管或缝合线。——译者注

# BETTER

A
Surgeon's
Notes
on
Performance

后记

# 走向优秀

20 03 年 10 月，我从印度归来，然后在波士顿正式开始了自己普外科和内分泌外科的工作。每逢周一，我都会在我们医院三楼的一间外科门诊室给病人看病。周二和有些周末，我会接到一些急诊。周三到芬威球场对面的一个门诊部上班。周四、周五，我在手术室里做手术。生活井然有序，我对此非常满足。然而，工作中还是经常出现很多我没有预料到的问题。我发现，在这个广袤的世界上，一个人的力量如此渺小。当印度南部为 420 万儿童开展脊髓灰质炎"扫荡"行动的时候，我们大多数人都爱莫能助；别人在前线为了更有效地救治伤员进行艰苦的探索，我们却一点儿也搭不上手。我们自己在日常工作中能起到的作用也非常有限。某个周一的下午，在门诊室，我需要挨个诊治患有胆结石的菲格女士、被疝气困扰的西森先生、乳房长了肿块的明蒂女士等。医学有点像理发业，我们一次只能照管一个病人。

但是，哪个医生都不愿相信自己只是一个小角色。毕竟，所有的医生都被赋予权力，可以给患者使用 6 600 多种具有潜在危险性的药物；我们得到许可，像切西瓜一样打开人的身体；不久后，我们甚至可能有权更改人们的 DNA。人们依赖我们拯救他们的生命。美国有 81.9 万名内科和外科医生，所有这些人的任务就是帮助人们尽可能长寿，并健康地度过一生，而我们每个人都只是其中小小的一分子罢了。即使这么计算，也还是高估了我们所做的贡献。除了我们之外，从事医疗工作的还有 240 万名护士、38.8 万名医疗助理、23.2 万名药剂师、29.4 万名化验室技术员、12.1 万名护理员、9.4 万名呼吸治疗师和 8.5 万名营养师。

整个医疗行业就像一部机器，尽管运作得非常成功，但毕竟还是一部机器。作为其中的一员，我们每个人很容易产生这种感觉：自己不过是这部机器上一个小小的齿轮。人们预计，美国民众的平均寿命可达 78 岁，能否达到和超越这个目标，更多地取决于由数百万人构成的这整个系统，而不是其中的任何个体。没有谁的地位是不可被取代的。因此，从事这份工作以后，大家无一例外地都会想知道：我怎样才能在这个领域真正地变得举足轻重？

有时，我会到我们的医学院给学生讲课。在一次课上，我决定试着整理出这个问题的答案，既为他们，也为我自己。一个人怎样才有可能变得更有价值、与众不同？换句话说，怎样才有可能成为正向偏差？在那堂课上，我给他们提出了如下的 5 点建议。

# 1. 即兴发问

我的第一个建议来自我很喜欢的一篇文章，作者是保罗·奥斯特（Paul Auster），题目叫作《即兴发问》（*ASK An Unscripted Question*）。既然我们在工作中必须和陌生人交流，那为什么不从他们身上学点儿什么呢？

表面上看，这个建议挺容易做到的。实际上呢？我们设想一下：一个新病人找你看病来了。在他之后，你还得看 3 个病人，还有 2 篇报告要提交，时间也不早了。在那种情况下，你满脑子想的肯定都是赶紧处理完手头的工作。什么地方疼？有肿块或出了什么别的问题？已经多久了？在什么情况下会有所缓解或者恶化？过去有过哪些健康问题？你肯定会按照这个套路询问。

不过，时机合适的话，还是考虑多花一些时间在病人身上吧。随便问一些问题，比如"你是在哪儿长大的"，或"怎么会搬到波士顿来"，甚至还有"你昨晚看没看红袜队的比赛"，等等。问题不一定非要深奥或是有意义，只要能让你跟病人进行人性化的交流就好了。当然，也有些人对那样的交流没兴趣，他们只想让你看看身上的肿块。没问题，那样的话，你就看肿块，干该干的事。

不过，你会发现很多人都会做出回应，或是出于礼貌，或是出于友善，或是因为需要与人交流。如果对方有回应，那就试试看能不能把对话继续下去，争取让对方说出两句以上的回答。倾听他们说什么，把得到的信息记下来。坐在你面前的这个人不是右侧腹股沟疝的 46 岁男性患者，而是一个 46 岁的男人，曾经在殡仪馆工作，不过他挺厌恶那份工作的，现在患了右侧腹股沟疝。

当然，除了病人以外，你还可以与其他人进行这样的交流。对为病人检查生命指征的医疗助理、巡房时遇到的护士，你都可以随便问点什么。这种交流不一定真能帮到谁，但你会开始记住见到的人，再也不会把他们搞混。有时候，你还能发现一些意想不到的东西。比如，在实习期间，我每天都会看到一位上了年纪的巴基斯坦籍医生，从交谈中得知，他曾经在卡拉奇当了 20 年的普外科医生，后来为了孩子的教育问题移民到美国。我还发现，跟我一起共事的一位护士居然曾经跟吉他大师吉米·亨德里克斯谈过恋爱！而她本人平时相当沉默寡言、作风保守。

如果你这样提问，那医疗业这部机器就不会那么像一部机器了。

## 2. 不要抱怨

我的第二点建议是：不要抱怨。医生们当然有很多事情要抱怨：马上就要到晚上 12 点了，可还要写报告、做毫无意义的文书工作、电脑系统出现故障、周五晚上 6 点钟又突然出了新问题，等等，这些都让人头疼。我们很清楚筋疲力尽、累得垮掉是什么滋味，但在医疗工作中，再也没有比听到医生们的抱怨更让人心灰意冷的事了。

最近有一次，一群外科医生和护士在医院自助餐厅吃午饭的时候，我加入了他们的行列。刚开始，大家互相开着玩笑，气氛很是热烈轻松。我们先聊了聊其中一个外科医生遇到的一个病人（那个男人背上长了一个脑袋大小的肿瘤），又谈起了一个护士干掉的两罐健怡香草可乐（可口可乐公司已经不再生产那种口味的可乐了，但她提前囤积了足够的量）。但是，接下来，一个外科医生提起了令人沮丧的话题，他说自己上周日凌晨 2 点被呼叫到急诊科，一个女患者胆囊严重发炎，他建议最好先用抗生素、输液并住院治疗，等炎症消退之后再做手术。结果急诊科医生却告诉患者，外科医生提出的治疗方案很危险，她应当立刻动手术。其实，这位急诊科医生的观点是错误的。更糟的是，他在跟患者说这些之前根本没有遵循一般的做法，先给这位外科医生打电话沟通一下。后来两人碰面的时候，他也没有丝毫歉意。听到这个故事，其余人都感同身受，因为大家都遭遇过类似不专业的行为，于是纷纷大倒苦水。等午餐结束，大伙各自回到手术室或者病房的时候，全都满腔怒火，垂头丧气。

医学的确是一个劳心劳力的职业。不过比起处理那些疑难杂症，更难的部分在于我们必须和其他人合作，而且是在自己无法完全掌控局面的情况下。我们的工作是一种团队活动，但跟比赛场上竖立着闪闪发光的记分牌的那些运动有两个关键性区别：第一，输赢的赌注是人的生命；第二，我们没有教练。第二点可不是无足轻重的小问题，医生得自己指导自己，想赢得胜利就只能靠自己给自己鼓舞士气，而这正是我们不擅长的。只要医生们聚在一起，不管是开会、学术交流还是吃饭，谈话的重心自然而然就会转移，大家一桩接着一桩、没完没了地说着我们身边那些挥之不去的烦心事。

请一定要忍住。总说这些很乏味，根本不能解决任何问题，还会让你越来越心烦。当然，你不可能要求大家对每件事都抱着开朗乐观的态度，但只要准备一些其他话题就好了，比如在报纸上读到的一个有意思的故事。如果实在没什么可说的，哪怕谈谈天气也行。

# 3. 勤于统计

我的第三个建议是：勤于统计。不管你最终从事哪一方面的医疗工作，哪怕是医疗以外的工作也好，都应该成为自己领域内的"科学家"。实验室研究人员可以数一数培养皿里有特殊基因缺陷的肿瘤细胞数。同样，临床医生可以统计治疗过后出现同种并发症的患者人数，或者干脆数一下有多少病人可以及时得到诊治，有多少病人必须等待。你统计的是什么倒没什么关系，也不需要获得什么研究许可，唯一的要求就是，你得对自己统计的东西感兴趣。

我自己还是实习生的时候，就开始统计有多少次医生在做完手术后会把器械或是纱布之类的东西忘在患者体内。我发现，这种情形发生的频率并不高，大约5万例手术会出现1次，但一旦发生，就会造成严重的伤害。曾经有位患者的体内被落下了一个大约33厘米长的牵引器，那东西撕裂了他的肠道和膀胱；还有一位的颅腔里留有一小片纱布，形成一块脓肿，导致他永久性癫痫。

然后我又统计了一下，这类错误的起因有多少是因为护士没有履行职责、清点纱布和器械数量，或是医生忽略了护士关于物品丢失的警告。事实是，几乎很少。最后，我又前进了一步，将有此遭遇和无此遭遇的患者进行对比。我发现这类不幸主要发生在急诊手术或是治疗中发现意外情况的病人（比如医生原以为病人得的是阑尾炎，而手术时却发现是癌症）身上。

这些统计数字开始说明问题了。护士必须在手术过程中负责监管 50 块纱布和几百种器械，这本身已经够棘手的了。要是碰到紧急情况或发生意外，需要使用更多的手术器械，这任务当然是难上加难。我也意识到，假如照搬惯常的惩戒办法，是不能消除问题的。只有借助科技，找到解决办法。于是，我很快就和一些同事一起开始研究，并设计出了一种可以自动监管纱布和器械的装置。

如果你对自己感兴趣的东西进行统计，一定会得到一些有趣的收获。

# 4. 笔耕不辍

我的第四个建议是：笔耕不辍。这个建议并不是强制性的。你在博客上写下几段话，或是给专业杂志写一篇论文，又或是为一个朗诵小组写一首诗，这些都没关系，只要写就行了。你写的东西不一定非要文辞优美，但需要添加你对自己领域的一些小小体会。

不论你的贡献多么微薄，都不要低估自己的影响力。医学家刘易斯·托马斯（Lewis Thomas）曾经引用过物理学家约翰·齐曼（John Ziman）的一句话："一个机械装置的发明就是把'零星、片段'的科学研究成果系统性地发布出来，这绝对是现代科学发展的关键所在。"把许许多多人所做的贡献一点一滴集中起来，就可以汇成大家共同拥有的知识库，这当然要比一个人的力量大得多了。在科学领域和非科学领域都是如此。

你也不要低估写作本身的力量。做医生以前，我从未写作过。可是当了医生以后，我发觉自己需要写作。尽管医疗工作精密复杂，但所耗费的体力还是大于脑力。因为这是个类似理发行业的领域，医生只能每次为一个病人提供医疗服务，所以这是件苦差事。在日复一日的工作中，你可能会丧失更远大的目标，但写作能让你从琐事俗务中抽身出来，对心中的问题进行透彻思考。即使你写东西是为了发泄愤怒、激昂的情绪，也能获得一些感悟。

最重要的是，通过把自己的感想告知一些读者，不管这个群体规模是大是小，你都能成为更广阔世界的一部分。就算只是在报刊上就一个话题发表一些想法，你也会发现自己内心惴惴不安：人们会不会注意到？他们会有什么看法？我说什么蠢话了吗？一群读者就是一个社会。发表文字就是在宣称自己是该社会的一员，表明自己愿意做一些有意义的贡献。

所以，选择你的读者，写点什么吧。

# 5. 勇于求变

我的第五点建议，也就是对从事医疗工作的人们的最后一点建议是：勇于求变。医学领域和其他领域一样，如果出现新的理念，人们的反应不外乎以下三种——少数人出于事业需要迅速接受，大部分人较晚接受，一些人始终持怀疑态度，抵制新理念。一位医生不管采取哪种立场，似乎都有充分理由。当乔纳斯·索尔克在40万儿童身上试用新的脊髓灰质炎疫苗的时候，当战地医生首次把刚刚止血、腹部尚未缝合、手术尚未完成的伤员运往兰德斯图尔的时候，当沃伦·沃里克开始给更多的囊肿性纤维化患儿插入进食管的时候，谁能判断这些究竟是不是真正的好主意呢？医学史上失败、错误的例子数不胜数。过去，医生曾经为了控制慢性头痛而给病人实施了前脑叶白质切除术；消炎药万洛被证实会导致心肌梗死；最近还发现，万艾可可能导致服用者近视。

尽管如此，你还是要让自己成为迅速接受新理念的人，寻找改变的机会。我不是说应该对每一股新风潮都来者不拒，而是要积极发现工作中的不足，找到解决办法。虽然医学发展到今天已经成就辉煌，但依旧处处充满不确定性和失败的可能性。这些不确定和失败赋予了医学以人性，有时候也会带来重重困难，却都是前进的必经之路。

医生做出的选择很难完美，然而人们的生活却将因此而改变。基于这个现实，从众似乎是最安全的做法，就做机器上的一个普通齿轮好了。但医生绝不能这么做，任何在社会中承担风险和责任的人都不应该这么做。

所以，尝试一些新东西，勇于求变。统计你会成功多少次、失败多少次，把它写下来；交谈时询问他人的意见，看你能不能把谈话继续进行下去。

# Better

A
Surgeon's
Notes
on
Performance

## 译者后记

翻译这本书的过程，既是译者学习的过程，也是享受的过程。

这本书主题鲜明，内容丰富翔实，全书 11 个故事都围绕着一个中心：要创造医疗佳绩，医学知识和技能固然重要，但有勤奋、正直之"心"并勇于创新，才能更上一层楼。作者阿图·葛文德不甘心一辈子只成为美国医疗机器中的一个小齿轮，他要成为"正向偏差"，于是努力寻找成为"正向偏差"的 5 个努力方向——即兴发问，不要抱怨，勤于统计，笔耕不辍，勇于求变。这本书的内容正是上述 5 条的写照。作者借助众多生动的事例表达了自己独到深刻的见解，不只适合医学人士阅读，对任何想要在自己的一片天地里有所斩获的人都有借鉴意义。

书的内涵已经如此富有意义，再辅以作者深厚的语言功力，更是锦上添花。他文笔犀利，语气时而幽默，时而严肃，时而含蓄，时而直率，一气呵成。尽管蕴含的思想深刻，但读来一点儿也不觉枯燥，反而令人倍感畅快，兴致盎然。

上述就是译者翻译时乐在其中的重要原因。在与这本书亲密接触的数月时间里，译者受到了不少启发。一个人真的应该在本业之外多动脑筋，汲取新知，浸润在人文书籍之中，洗涤自己的心灵。正由于这本书如此吸引人，译者在翻译过程中也是尽了最大努力，希望能在内容准确的基础上尽可能将原著的韵味表达出来。困难不少，所幸能一一克服，希望这次交出的是一份令读者满意的答卷。

本书的主要部分由李璐翻译，朱煜也参与了部分翻译工作。浙江大学的刘任老师和上海交通大学的巩建英博士主要负责译稿的审核，上海交通大学的王娟参与了部分校稿工作。作为医学专业人士，周光燕、朱静和宋昳瑶给译者提供了医学方面的专业指导，在这里对他们一并表示感谢。虽说最后的成品集合了众人的努力和智慧，但难免会存在不妥或谬误之处，敬请广大读者批评指正。

李　璐

# 未来，属于终身学习者

我们正在亲历前所未有的变革——互联网改变了信息传递的方式，指数级技术快速发展并颠覆商业世界，人工智能正在侵占越来越多的人类领地。

面对这些变化，我们需要问自己：未来需要什么样的人才？

答案是，成为终身学习者。终身学习意味着具备全面的知识结构、强大的逻辑思考能力和敏锐的感知力。这是一套能够在不断变化中随时重建、更新认知体系的能力。阅读，无疑是帮助我们整合这些能力的最佳途径。

在充满不确定性的时代，答案并不总是简单地出现在书本之中。"读万卷书"不仅要亲自阅读、广泛阅读，也需要我们深入探索好书的内部世界，让知识不再局限于书本之中。

## 湛庐阅读 App: 与最聪明的人共同进化

我们现在推出全新的湛庐阅读 App，它将成为您在书本之外，践行终身学习的场所。

不用考虑"读什么"。这里汇集了湛庐所有纸质书、电子书、有声书和各种阅读服务。

可以学习"怎么读"。我们提供包括课程、精读班和讲书在内的全方位阅读解决方案。

谁来领读？您能最先了解到作者、译者、专家等大咖的前沿洞见，他们是高质量思想的源泉。

与谁共读？您将加入到优秀的读者和终身学习者的行列，他们对阅读和学习具有持久的热情和源源不断的动力。

在湛庐阅读 App 首页，编辑为您精选了经典书目和优质音视频内容，每天早、中、晚更新，满足您不间断的阅读需求。

【特别专题】【主题书单】【人物特写】等原创专栏，提供专业、深度的解读和选书参考，回应社会议题，是您了解湛庐近千位重要作者思想的独家渠道。

在每本图书的详情页，您将通过深度导读栏目【专家视点】【深度访谈】和【书评】读懂、读透一本好书。

通过这个不设限的学习平台，您在任何时间、任何地点都能获得有价值的思想，并通过阅读实现终身学习。我们邀您共建一个与最聪明的人共同进化的社区，使其成为先进思想交汇的聚集地，这正是我们的使命和价值所在。

# CHEERS

## 湛庐阅读 App
## 使用指南

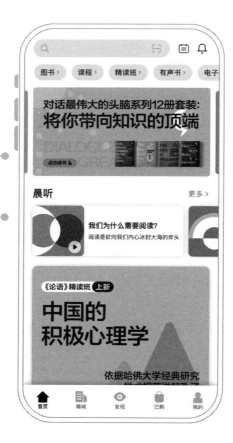

### 读什么

· 纸质书
· 电子书
· 有声书

### 怎么读

· 课程
· 精读班
· 讲书
· 测一测
· 参考文献
· 图片资料

### 与谁共读

· 主题书单
· 特别专题
· 人物特写
· 日更专栏
· 编辑推荐

### 谁来领读

· 专家视点
· 深度访谈
· 书评
· 精彩视频

## HERE COMES EVERYBODY

下载湛庐阅读 App
一站获取阅读服务

BETTER: A Surgeon's Notes on Performance
Copyright © 2007 by Atul Gawande
All rights reserved including the rights of reproduction in whole or in part in any form.

浙江省版权局图字：11-2023-144

**图书在版编目（CIP）数据**

医生的精进：从仁心仁术到追求卓越/（美）阿图·
葛文德著；王一方主编；李璐译 . — 杭州：浙江科
学技术出版社，2023.6（2023.11重印）
　　ISBN 978-7-5739-0603-8

　　Ⅰ.①医… Ⅱ.①阿…②王…③李… Ⅲ.①医生—
职业道德 Ⅳ.① R192.3

中国国家版本馆 CIP 数据核字（2023）第 064780 号

| | |
|---|---|
| 书　　名 | 医生的精进：从仁心仁术到追求卓越 |
| 著　　者 | [美]阿图·葛文德 |
| 主　　编 | 王一方 |
| 译　　者 | 李　璐 |

出版发行　**浙江科学技术出版社**
　　　　　地址：杭州市体育场路347号　邮政编码：310006
　　　　　办公室电话：0571-85176593
　　　　　销售部电话：0571-85062597
　　　　　E-mail:zkpress@zkpress.com
印　　刷　天津中印联印务有限公司

| | | | |
|---|---|---|---|
| 开　本 | 710mm×965mm　1/16 | 印　张 | 15.5 |
| 字　数 | 214 千字 | 插　页 | 3 |
| 版　次 | 2023年6月第1版 | 印　次 | 2023年11月第2次印刷 |
| 书　号 | ISBN 978-7-5739-0603-8 | 定　价 | 99.90元 |

| | | | |
|---|---|---|---|
| **责任编辑**　唐　玲　陈　岚 | | **责任美编**　金　晖 | |
| **责任校对**　张　宁 | | **责任印务**　田　文 | |